RELAZIONI DI COPPIA FELICI

di Francesco Cibelli

Vuoi vivere felicemente una relazione di coppia?

Vuoi far rifiorire l'amore dopo un periodo di crisi con il tuo partner?

Vuoi salvare il tuo matrimonio, che sembra compromesso?

Vuoi riconquistare l'ex partner dopo la rottura del vostro rapporto?

Se la risposta è affermativa questa è la guida adatta a te, rivolta sia agli uomini che alle donne.

Francesco Cibelli, l'autore del best seller "I segreti del seduttore – Le tecniche del playboy", il maestro più amato e recensito in Italia in materia di seduzione, dopo anni di studi di psicologia della coppia e tecniche sperimentate sul campo, ha creato questa guida utile a gestire i rapporti di coppia, sia nella fase fisiologica che patologica.

La prima parte è dedicata a fornire delle strategie orientate a far crescere l'amore in ogni fase della relazione, dall'innamoramento in poi. Particolare attenzione viene data alla crescita personale, alla differenza ontologica tra uomini e donne, alla seduzione anche in una fase avanzata della coppia e alla gestione dei conflitti.

Nella seconda parte l'autore, passo dopo passo, insegna una strategia pressoché infallibile per riconquistare il partner dopo la rottura del rapporto attraverso tecniche elaborate dagli psicologi più famosi in materia di relazioni di coppia e testate sul campo.

In questa sede il maestro della seduzione ci esporrà alcune storie di successo, personalmente vissute.

In questa guida troverai:

Come vivere una relazione di coppia da sogno;

Come far crescere l'amore, in qualunque stato della relazione;

Come applicare la legge dell'attrazione e sedurre il partner ogni giorno;

Come evitare i litigi;

Come gestire i sentimenti negativi;

Come gestire il tradimento;

Come salvare il matrimonio prima della rottura;

Gli errori da non commettere quando finisce una relazione;

La strategia No Contact;

Le tecniche di self help per superare la sofferenza e diventare più seduttivi;

Metodi di seduzione ipnotica inversa;

Strategie di riconquista dell'ex partner;

Tecniche per riconquistare un partner dopo un tradimento;

Come gestire il rapporto dopo la riconquista.

Ecco cosa pensano i lettori di questa Guida:

"Ero sull'orlo della rottura del mio matrimonio e non sapevo cosa fare. Ho letto questa guida e ho riscoperto come essere seduttiva con mio marito. Ora siamo più felici di prima!"

Grazia Liorni

"Il mio fidanzamento stava per naufragare per colpa dei continui litigi e incomprensioni. Dopo aver letto questa guida ho capito come gestire i conflitti ed ora tutto procede bene".

Andrea Sensi

"Il mio ex marito mi aveva lasciato senza un motivo apparente e stavo soffrendo. Questo libro mi ha insegnato una strategia semplice ma geniale per riconquistarlo. Grazie Francesco Cibelli!"

Simona Longobardi

"Ero disperato: la mia fidanzata mi aveva tradito e non rispondeva più al telefono. Volevo riconquistarla a tutti i costi. Con il metodo spiegato passo dopo passo in questa guida sono riuscito prima a recuperare i contatti e poi sono riuscito a prevalere sul mio rivale. Perdonare è una scelta e l'autore ci asseconda in questo percorso!"

Carmine Soriente

Introduzione

Cari lettori, dopo il successo straordinario del mio libro "I segreti del seduttore – Le tecniche del playboy", mi è stato chiesto, da parte di molti di voi, di continuare la mia opera con una guida sulla gestione delle relazioni di coppia.

Come ho spiegato nel suddetto libro, sedurre è un'arte che si può apprendere: con le giuste strategie si può conquistare qualunque donna (o uomo).

La conquista può essere frutto di un caso, di un colpo di fortuna; in altri casi, individui bellissimi o milionari, non hanno nessun problema ad approcciare la persona che piace; in altri casi ancora, la conquista può essere causata dal classico "colpo di fulmine".

La fase della conquista può essere indotta da strategie di seduzione o può avere origini naturali e, a volte, irrazionali.

L'amore, infatti, non si basa sulla ragione – o comunque non esclusivamente su elementi razionali – ma su sentimenti ed emozioni: con il solo ragionamento non riusciremo a conquistare nessuna anima gemella. Occorre far innamorare, saper suscitare emozioni e magia:

questa è la meraviglia dell'amore.

Riuscire ad avere una relazione con la persona che ci piace, quindi, può essere frutto del caso o dell'arte della seduzione.

Mantenere e saper gestire la relazione è il prodotto di un'arte ancora più fine: qui non ci si può improvvisare, ma occorre curare giorno per giorno il rapporto con la persona più importante della propria vita. E anche qui ci sono strategie da seguire al fine di vivere una felice e duratura relazione di coppia.

A mio giudizio, una vita felice si basa sulla combinazione e sull'equilibro di tre pilastri: la salute, la propria auto-realizzazione e le relazioni affettive (amicizia, convivenza, matrimonio).

Ove uno di questi pilastri venisse lesionato, la vita di quella persona ne risentirebbe negativamente. Credo che nemmeno un milionario possa sentirsi felice, qualora sia solo al mondo, non amato da nessuno o con la salute cagionevole. Quindi amore, salute e libertà di auto-realizzarsi sono i segreti della felicità.

Poiché è uno dei tre pilastri alla base di una vita felice, è fondamentale saper gestire e coltivare la propria relazione di coppia.

Il matrimonio, una convivenza stabile o un fidanzamento sono le relazioni più esclusive e spesso le più importanti nella vita di una persona.

Tuttavia questi rapporti amorosi vengono messi a dura prova sia da elementi estrinseci che intrinseci alla coppia.

Da un lato, la vita frenetica e lo stress a cui ci sottopone la società attuale influiscono spesso sulle relazioni di coppia: manca il tempo materiale per gestire al meglio il rapporto, che rischia di deteriorarsi.

Dall'altro lato, la coppia stessa fa l'errore di trascurare il rapporto d'amore: si tende a dare tutto per scontato e si finisce per far prevalere la routine quotidiana sulla cura dei sentimenti.

Queste circostanze possono portare la coppia all'infelicità. Non a caso, secondo le ultime ricerche statistiche le percentuali di divorzio sono incrementate a livelli esponenziali negli ultimi anni, tanto da indurre anche il legislatore ad adeguarsi a questi cambiamenti approvando le norme sui cd. "divorzi brevi".

Caro lettore, questo libro è stato scritto – ed è dedicato sia agli uomini che alle donne – con l'intento di aiutarti a ottimizzare, a rafforzare, a far rifiorire, a migliorare e a rendere più felice il tuo rapporto d'amore. Inoltre, ho scritto la seconda parte del libro con lo scopo di aiutare chi ha subito una rottura della relazione di coppia a ritornare con il proprio ex partner, attraverso delle tecniche pressoché infallibili.

Quando il tuo rapporto di coppia è felice e armonioso, la serenità e l'amore che provi si ripercuotono in ogni altra area della tua vita rendendola molto più armonica e libera dallo stress.

E la felicità derivante da una situazione sentimentale appagante ti permette di incrementare la tua capacità di concentrazione, di lavorare con più entusiasmo e di auto-realizzarti facendo emergere al meglio la tua personalità creativa e i tuoi carismi. Anche la storia ci insegna che menti geniali, molto spesso, sono state supportate da un partner amorevole e comprensivo.

Ho scritto questa guida, sollecitato da voi lettori, sulla base dei numerosi studi che ho effettuato sul tema della psicologia della coppia e soprattutto delle esperienze personali che ho vissuto, al fine aiutarti ad avere una comprensione più profonda sul rapporto di coppia e sul matrimonio. Inoltre ho elaborato personalmente delle strategie efficaci al fine di riconquistare il partner in caso di rottura del rapporto di coppia.

Mi sento in grado di aiutarti, in quanto, oltre a essere felicemente sposato da anni e con figli, ho vissuto decine di relazioni di coppia, durate anche diversi anni e ho riconquistato o avuto la possibilità di riconquistare diverse ex. Se dai uno sguardo alla mia precedente opera "I segreti del seduttore" potrai constatare che sono l'autore italiano più recensito in materia di seduzione.

Pertanto, che tu stia vivendo una relazione allo stato iniziale, che tu sia fidanzato e abbia intenzione di sposarti, che tu sia già sposato o che voglia riconquistare il tuo ex partner, ti suggerisco in ogni caso di leggere con attenzione questa guida in quanto sono sicuro che ti sarà utile a gestire al meglio e far durare il tuo rapporto con l'anima gemella e, più in generale, a migliorare la tua vita.

Le quattro fasi dell'amore

I rapporti amorosi, secondo gli psicologi e secondo gli studiosi delle relazioni di coppia, attraversano quattro fasi: l'infatuazione; l'innamoramento; la disillusione e l'amore duraturo. In realtà molte coppie non superano il terzo stadio della relazione, che è il più critico. Conoscere queste fasi è importante, in quanto, a seconda della stagione che vive la coppia, è possibile fornire le cure adeguate affinché l'amore cresca e non avvizzisca.

L'infatuazione

Questa è la fase dell'amore più bella: ci sentiamo felici e crediamo di aver trovato la persona giusta per noi. Non riusciamo nemmeno a concepire di non amare il nostro partner: su di lui proiettiamo tutti i nostri sogni e i nostri desideri. Pensiamo che, dopo le delusioni del passato, sia arrivato il nostro momento di essere felici e di aver trovato l'amore eterno. Si valorizzano all'ennesima potenza i pregi del partner e si accantonano completamente i suoi difetti.

A tutto questo c'è una spiegazione scientifica: influiscono sulla nostra mente ormoni come la serotonina, il testosterone, l'estrogeno, la dopamina e l'ossitocina.

In questo stadio, molto spesso, nella nostra mente, la realtà supera ogni speranza e sogno: è tutto meraviglioso.

In realtà, la fase dell'infatuazione può essere frutto del caso e non è affatto detto che si sia trovata l'anima gemella. A volte si formano coppie improponibili razionalmente. Questo perché, in questa fase, prevale l'elemento emozionale e inconscio. Questa fase può durare, generalmente, da un solo giorno (in caso di un abbaglio evidente) ai diciotto mesi. Solitamente la coppia supera questa fase.

Fase dell'innamoramento

In questa fase nasce la coppia vera e propria: in genere si va a vivere insieme, si è felici di condividere tutto, ci si sente sicuri e coccolati dal partner. La stima e il rispetto crescono reciprocamente e si inizia a costruire, a progettare insieme: ad un pensiero individuale si affianca un pensiero "di coppia". In questa stagione amorosa è indubbio che l'entusiasmo iniziale si plachi e che ci sia una visione più obiettiva della coppia. Ci si basa comunque su un legame più solido e razionale: si continuano a valorizzare i pregi dell'altra persona e i difetti vengono superati dai giusti compromessi. In questa fase la coppia è felice e si spera che tutto questo possa durare per sempre.

Questo ciclo dura in genere fino al settimo anno ed, essendo una fase positiva per la coppia, si arriva facilmente al terzo ciclo dell'amore.

Fase della disillusione

Generalmente, dopo il settimo anno di esistenza della coppia si giunge alla fase negativa della disillusione: si ha contezza che il partner è un essere umano con i propri pregi e i difetti; ci si sente meno amati e non si ha voglia di dare l'amore che si concedeva nelle altre fasi del rapporto; le ferite del passato riemergono e si ripercuotono sugli equilibri della coppia; non ci si sente realizzati e, in alcuni casi, ci si sente incatenati al partner.

In questa fase la tendenza dell'uomo a

rinchiudersi nel silenzio e ad apparire distaccato si accentua; allo stesso tempo, si accentua anche la tendenza della donna, in alcuni momenti, ad essere pessimista e a vedere un futuro buio e infelice.

Questa, purtroppo, è la fase in cui molte coppie non sopravvivono: non si ha la volontà di lavorare per costruire un amore solido e duraturo.

Questa è la fase in cui ciascuno dei due deve lottare per capire le esigenze dell'altra persona e chiedere l'aiuto di cui si ha bisogno.

L'amore è una milizia: bisogna costruire, essere amabili giorno per giorno, solo così si potrà costruire l'amore vero.

Questa guida è concepita appunto per aiutare le coppie a superare i momenti negativi, a far rifiorire i sentimenti con le giuste strategie e a costruire un amore duraturo.

Fase dell'amore duraturo

Non tutte le coppie arriveranno a questa fase, ma per quelle che vi giungeranno i benefici e le soddisfazioni saranno massimi: il partner non è il salvatore ideale che si credeva nel ciclo dell'infatuazione, ma un alleato che ha contribuito a lenire i conflitti interiori del passato, che ci ama per quello che siamo, con i nostri pregi e difetti. Il partner è una roccia: l'amico, l'amante, la persona più cara. Il suo sostegno non potrà mai mancare perché ci ama e ci conosce nel profondo.

È questa la fase in cui ci si può beare e vivere intensamente il legame amoroso che con tanto amore si è costruito. È un sentimento tanto bello che si ha voglia di condividerlo con gli altri.

Se in due si è riusciti a costruire un rapporto tanto bello, si ha voglia di proiettare la propria felicità sugli altri, contribuendo a costruire un mondo migliore. La coppia lascerà una scia di luce nel mondo.

Gli esordi di un rapporto di coppia

Ipotizziamo che tu sia nella fase iniziale di un rapporto. Il primo aspetto da definire è se vuoi impegnarti seriamente a costruire qualcosa di importante con quella persona o meno. Non tutti vogliono costruire qualcosa di serio e solido: a volte si hanno altre priorità, come la carriera o i divertimenti; altre volte l'altra persona non è pronta.

Quindi bisogna cercare di capire se tu e il tuo partner siete sulla stessa lunghezza d'onda ed avete il desiderio di costruire un rapporto di coppia solido e duraturo.

Se la risposta alla suddetta domanda è affermativa, devi definire quali caratteristiche fondamentali deve avere il partner per soddisfare le tue aspettative.

Occorre poi conoscere te stesso: devi chiarire le tue priorità, i tuoi valori e i compromessi che sei disposto ad accordare; se tali elementi saranno chiari a te, sarà più facile alla persona che hai accanto comprenderli e rispettarli.

Devi poi verificare se si hanno in comune gli obiettivi principali della vita: l'amore, il lavoro, la condivisione, i figli.

Devi essere consapevole che si attraverseranno diverse difficoltà e bisogna essere disposti a superarle con coraggio, tenacia e con la consapevolezza che, una volta superate, contribuiranno a rafforzare il rapporto di coppia.

Bisogna poi valutare che esistono sostanziali differenze tra la vita di un single e la vita di coppia; alcune sono evidenti, altre sono più sottili.

Per vivere serenamente un fidanzamento o un matrimonio, occorre rivedere le proprie abitudini, avere la capacità di adattarsi al nuovo status ed essere disposti ad accettare le novità intervenute.

È probabile che, se sei single da molti anni, tu faccia un pochino più di fatica ad adattarti al cambiamento in quanto sei abituato ai tuoi orari, alle tue abitudini, ai tuoi hobby, alle tue amicizie, senza dover scendere a compromessi con nessuno. Se poi hai una certa età e vivi ancora beatamente con i tuoi genitori, adattarti al cambiamento richiederà uno sforzo ancora maggiore.

Con questo non voglio dire che bisogna

stravolgere la propria vita precedente al rapporto di coppia. Bisogna restare coerenti con i propri valori; mantenere qualche hobby a cui teniamo; mantenere le proprie amicizie.

Quest'ultimo elemento è fondamentale: mai trascurare le amicizie. Per esperienza personale posso dire di aver vissuto decine di relazioni di coppia, anche durature: a volte ho chiuso io la relazione; altre volte sono stato lasciato. In tutto questo le amicizie storiche sono sempre state un punto di riferimento fondamentale della mia vita. Nei momenti più importanti della mia esistenza ho avuto sempre gli amici che mi hanno sostenuto e rallegrato.

Pertanto occorre cambiare le proprie abitudini, dedicando alla coppia il tempo che merita, ma occorre anche ritagliarsi degli spazi di autonomia.

Come ho anticipato sopra, il primo passo da compiere è quello di decidere che tipo di relazione vuoi vivere.

A questo riguardo, il consiglio che voglio darti è quello di non affrettare mai le cose: prenditi il tempo necessario per capire se quella persona è sulla tua lunghezza d'onda. Un errore che fanno molti è quello di accontentarsi e accoppiarsi con una persona sbagliata solo perché ci si sente soli o avanti con l'età. Questo è un errore madornale perché una relazione di coppia può essere meravigliosa, ma si può trasformare nell'anticamera dell'inferno: quindi meglio essere soli che vivere un rapporto distruttivo.

Pertanto allontana tutte le decisioni prese in base all'emergenza, al timore e in un periodo di scarsa autostima e pensa che la persona giusta per te arriverà al momento giusto e con modi e mezzi inaspettati.

Se in una relazione di coppia ti accorgi che ci sono spesso incomprensioni, differenze caratteriali incompatibili, valori completamente diversi, allora fermati a riflettere e prendi tutto il tempo necessario.

Se la relazione che stai vivendo non ti soddisfa, ti imprigiona psicologicamente e non ti rende felice, meglio troncarla all'inizio o prima del matrimonio.

Se tronchi una relazione distruttiva prima che diventi troppo impegnativa, il dolore e il rammarico saranno più brevi e la rottura coinvolgerà meno persone; in caso di una relazione più seria ne risentiranno anche le famiglie, le amicizie in comune, gli eventuali figli.

È fisiologico che se stai cercando di costruire un nuovo rapporto serio e duraturo, dovrai affrontare alcune difficoltà. Ma questi piccoli problemi e queste difficoltà ti saranno utili per comprendere quanto sei disposto ad accettare l'altra persona. Se il tuo partner reagisce in modo eccessivo di fronte a piccole difficoltà, e ogni minima incomprensione si trasforma in una tragedia, allora ti consiglio di troncare immediatamente la relazione.

Voglio parlarti di una mia esperienza risalente a una decina di anni fa.

Mi trovavo in un periodo di bassa autostima personale: non ero più un ragazzo di vent'anni e molti familiari mi iniziavano a chiedere il perché non fossi fidanzato o sposato. Mi fidanzai quindi con una ragazza con un buon lavoro e una buona reputazione. Col tempo però capii che era troppo autoritaria: voleva decidere da sola sulla nostra vita; voleva farmi abbandonare le mie amicizie storiche; voleva addirittura farmi cambiare i miei valori e il mio modo di pensare. Non ero felice con lei e, malgrado agli occhi dei familiari avessimo tutte le carte in regola per sposarci, rimandavo di anno in anno quell'argomento. Intanto aumentava in me il rancore e il risentimento nei confronti del partner. Un giorno lei mi diede un ultimatum e mi chiese quando mi volessi sposare. Io senza esitazione le risposi che non lo avrei mai fatto: fu un'ottima decisione!

Se invece senti che la relazione di coppia ti soddisfa completamente, ti rende felice e appagato, che andate d'accordo, avete gusti e personalità affini, allora segui il tuo lato emozionale e senza paura costruisci qualcosa di importante! Ti bastano anche pochi mesi per capire che si tratta della persona giusta.

Con la mia ex autoritaria ho indugiato per anni a costruire qualcosa di importante perché non eravamo sulla stessa lunghezza d'onda.

Quando invece ho conosciuto mia moglie ho capito immediatamente che era la mia anima gemella: lei è una bellissima bielorussa, dal carattere dolce e comprensivo, abbiamo gli stessi valori e obiettivi. Con lei sono felice. Non vi nascondo che ci siamo sposati dopo appena tre volte che ci siamo visti. Ed è stata, da parte mia, la decisione più saggia della mia vita! Ora quando il mattino mi sveglio, contemplo spesso l'angelo biondo che mi sta accanto, i nostri dolci bambini e la giornata parte con un sorriso radioso.

Il secondo passo da compiere, come ho anticipato sopra, è conoscere te stesso. Questo importante aspetto non deve essere sottovalutato: è essenziale che tu conosca i tuoi pregi e le tue qualità ma anche i tuoi difetti e gli eventuali limiti che ti bloccano. Solo così potrai iniziare un percorso di crescita personale, in modo da superare questi limiti e migliorare sia individualmente che all'interno della coppia.

Quando impari a conoscere realmente te stesso riesci a esprimere chi sei con maggior sicurezza e libertà e questo consentirà al partner di accettarti per come sei realmente.

Molte persone cercano di apparire in modo diverso da come sono realmente e questo non giova al rapporto di coppia perché l'essenza stessa della relazione non può considerarsi autentica.

Le strategie di seduzione – che comprendono a volte anche bugie o artifici – possono servire solo nella fase dell'approccio per stimolare il lato emozionale del futuro partner. Ma se si vuole costruire il rapporto su basi solide e durature bisogna essere sinceri e autentici. Per farlo, occorre prima di tutto conoscersi.

Ti consiglio di imparare a osservare con curiosità e interesse l'altra persona, a porre domande specifiche e ad ascoltarne attentamente le risposte. In questo modo potrai compenetrarti nella personalità della persona amata. Alcuni, erroneamente, si concentrano a parlare senza ascoltare adeguatamente il partner. Ma tieni presente che, quando si parla, si dicono cose che si sanno già, mentre è quando si ascolta che si possono scoprire e comprendere cose nuove e il rapporto di coppia si può rafforzare.

Il terzo passo è capire se si hanno obiettivi in comune: la volontà di vivere insieme, amarsi, rispettarsi, condividere gli stessi valori. Per capire questo, occorre concedersi del tempo per comprendersi e conoscersi.

Se noti che già all'inizio di un rapporto non c'è un senso di protezione, se non c'è amore autentico, se vedi che l'altra persona non è completamente presente, o che si interessa solo parzialmente alle cose che ti riguardano, non aspettarti che queste cose cambieranno con il passare del tempo. Anzi, come abbiamo già visto, col tempo queste mancanze potrebbero addirittura aumentare. L'entusiasmo da parte dell'altra persona, il senso di felicità è fondamentale e deve essere presente già nei primi incontri.

I fattori alla base di una relazione felice e appagante sono pochi ma sono essenziali: la loro assenza indica che probabilmente l'altra persona non è pronta per impegnarsi completamente o che non ha intenzione di intraprendere un rapporto serio e duraturo. In questo caso occorre troncare il rapporto, senza indugi.

Come far crescere l'amore

Una volta che ci sono i presupposti affinché la coppia abbia un futuro, occorre definire quali sono gli ingredienti utili a far crescere e consolidare l'amore.

Alcuni di questi elementi sono: essere amabili, essere responsabili reciprocamente, prendersi cura l'uno dell'altro, comunicare, dedicare tempo, essere sinceri e trasparenti.

Se non sei a conoscenza di alcuni elementi necessari per far funzionare una relazione, prima o poi – e sicuramente una volta passato l'entusiasmo iniziale – il rapporto stesso sarà compromesso e potresti sentirti perso tra le complessità della vita di coppia.

È particolarmente utile in una relazione coniugale, o in un rapporto di coppia in generale, prendersi cura reciprocamente e fare in modo che il rapporto cresca in maniera armoniosa e serena.

In primo luogo, devi essere amabile se vuoi essere amato. L'asprezza, i litigi muovono l'odio ed è per questo che molte coppie si lasciano. Non vi ha costretti nessuno a stare nello stesso letto o a vivere infelici. Quindi bisogna cercare di brillare di virtù ed essere allegri. Il partner deve gioire della tua presenza. Si è coppia in quanto si dovrebbe vivere meglio rispetto a quando si era single. Questo sembra un elemento banale, ma è essenziale alla vita di coppia. Evita, dunque, i litigi sistematici!

In secondo luogo, la responsabilità è un punto chiave in una relazione di coppia e, perché ci sia equilibrio, deve essere reciproca. Entrambi i partner sono responsabili in egual misura della relazione stessa e del suo sviluppo. Potenzialmente, ogni giorno potremmo avere un'occasione per litigare, ma bisogna essere responsabili: andare sempre oltre la superficie delle apparenze e chiedersi che cosa ci sia all'origine di un comportamento.

Considera che, come vedremo anche nel prosieguo della trattazione, gli uomini e le donne parlano, in parte, lingue diverse e spesso possono nascere incomprensioni. Se ad esempio la donna dice: «C'è sempre disordine in questa casa!», l'uomo potrebbe capire: «È colpa tua se la casa è sempre in disordine: tu non fai mai nulla e io non voglio stare con un uomo così». Invece, conoscendo la psiche femminile, è più probabile che la donna voglia dire: «Oggi sono stanca e la casa è in disordine. Mi daresti una mano?».

Solo essendo responsabili si potrà risolvere ogni problema e incomprensione: devi essere aperto e non critico nei confronti del partner.

In terzo luogo, occorre prendersi cura l'uno dell'altro. Il primo passo per fare questo è amare te stesso. Quando avrai imparato ad amare te stesso potrai condividere il tuo amore con il tuo partner e con le altre persone.

Fin quando non avrai imparato ad amare te stesso, e quindi fin quando cercherai l'amore all'esterno piuttosto che dentro di te, sarai sempre insicuro e trasmetterai questa tua insicurezza nel tuo modo di comportarti.

Non puoi dare ciò che non hai. Per questo motivo devi volerti bene, sviluppare l'amore dentro di te, per poterlo dare al tuo partner. Se ami te stesso sei una persona amorevole, ti comporti in modo amorevole e quindi diventi automaticamente una persona da amare.

Ci sono piccoli gesti quotidiani che servono per dimostrare attenzione verso un'altra persona e, a lungo andare, per rafforzare il rapporto. Parole brevi come "grazie", "scusa", "per favore" non costano nulla, ma sono un potente strumento per dimostrare attenzione e apprezzamento.

Non devi mai dare le cose per scontate e non devi mai trascurare le piccole attenzioni quotidiane: eviterai così molti litigi e incomprensioni.

Tratta, poi, l'altra persona con rispetto e amore per non farla sentire trascurata e l'altra persona farà lo stesso con te. Dimostra gratitudine per il fatto di avere al tuo fianco una persona che ami e che ti ama. Ringrazia per qualunque dono ti faccia il partner e vedrai che i doni d'amore aumenteranno.

In quarto luogo, saper comunicare è un altro fattore essenziale in un rapporto di coppia: l'assenza di comunicazione può causare, con il tempo, il deteriorarsi di un rapporto.

A questo proposito vorrei ricordarti che, quando pensi, nessuno ti ascolta e non puoi aspettarti che un'altra persona debba intuire ciò a cui stai pensando o ciò che vorresti. Per quanto si possa raggiungere un certo grado di intimità, nessun partner potrà leggerti nel pensiero come poteva fare San Pio. Se hai qualcosa da dire, positiva o negativa, dilla forte e chiaro senza allusioni o altri giochetti simili.

Il dialogo è essenziale per la buona riuscita di un rapporto. Se vedi che il tuo partner è preoccupato per qualcosa, mostrati premuroso e comprensivo.

In particolare la donna ha bisogno più dell'uomo di condividere i suoi problemi. Ciò non comporta necessariamente dover trovare una soluzione ai problemi o cambiare la situazione. Molte volte è sufficiente da parte dell'uomo ascoltare con amore e comprensione per far sentire meglio il partner.

A proposito della comunicazione, un errore da evitare è dare le cose per scontate: l'amore deve essere coltivato ogni giorno, altrimenti avvizzisce. Pertanto, ricorda spesso all'altra persona che la ami, che per te è importante e che il suo bene e il suo benessere sono essenziali per te.

Quando ci sono dei problemi, parlane insieme al tuo partner: a lungo andare le emozioni soffocate si accumulano fino ad esplodere e a causare litigi seri per la relazione di coppia. Questo consiglio è da tenere presente in particolare per i problemi di tipo economico che molti tendono a non voler affrontare. Questi ultimi si risolvono con il dialogo, il compromesso, la responsabilità reciproca e con l'amore.

In quinto luogo, il tempo da dedicare al partner è un elemento essenziale. Se rifletti bene, converrai con me che il tempo è il dono più prezioso che possiamo dare a una persona. Il tempo è ancora più importante del denaro: nemmeno i milionari possono comprare il tempo.

Pertanto, non fare l'errore di dedicare molto tempo alla fase iniziale del rapporto e poi trascurare il partner nelle altre fasi della relazione.

Pensa al rapporto di coppia come a una pianta: essa va curata ogni giorno, a prescindere da quanti anni ha. Lo stesso vale per una relazione di coppia: ci vogliono cura e dedizione, entusiasmo, positività, voglia di scoprire nuove cose insieme, avere obiettivi e sogni comuni da realizzare.

Ovviamente il tempo da dedicare al partner deve essere proficuo: se devi comunicare col partner solo per lamentarti o litigare, quello non è tempo di qualità. A nessuno fa piacere passare del tempo con una persona lagnosa, criticona e pessimista e il tuo partner non fa eccezione!

Spesso molti coniugi o conviventi non comunicano più con la scusa della mancanza di tempo, del lavoro duro o degli impegni.

Nella frenesia della quotidianità potresti facilmente trascurare la tua relazione che al contrario dovrebbe essere tra le tue priorità. Ricorda che l'amore è uno dei pilastri per una vita felice.

Non trascurare mai l'amore. Se ad esempio sei un medico ed hai dieci pazienti al giorno che non ti lasciano spazio da dedicare al partner, riduci immediatamente il numero di pazienti a nove. Fai che il tuo partner sia il tuo decimo paziente. Il paziente più importante.

In sesto luogo, anche la fiducia e la trasparenza sono armi potenti per far rafforzare l'amore.

Se sviluppi prima amore e fiducia in te stesso sarai poi talmente sicuro di te da affrontare il mondo a testa alta e senza alcun timore.

Se ami te stesso, non assumi atteggiamenti e comportamenti che possano nuocere a te o ad altre persone: di conseguenza compirai sempre scelte che dimostrano stima e rispetto per te stesso e per gli altri; non racconterai bugie e gli altri, tendenzialmente, non lo faranno con te; non avrai problemi ad agire e ad esprimerti in totale onestà e gli altri saranno portati a fare lo stesso con te.

Pertanto, se tratterai la tua anima gemella con fiducia e onestà, il partner farà lo stesso con te. Se invece racconterai bugie, criticherai e tratterai il partner con poco rispetto, aspettati di ricevere lo stesso trattamento.

Questi sei consigli, volti a rafforzare la vita di coppia, potrebbero sembrare apparentemente banali. Ma considera che pochi riescono ad applicarli. Quindi cerca di coltivare e di migliorare giorno per giorno il tuo rapporto di coppia e vedrai che, col passare del tempo, sarai sempre più felice, sia all'interno della coppia, che fuori.

La legge dell'attrazione

Fino ad ora ci siamo occupati dei presupposti per rafforzare una relazione di coppia da un punto di vista razionale. Le regole esposte nel capitolo precedente riescono, se attuate, a portare un rapporto amoroso in una zona di confort: si può contare incondizionatamente sull'altra persona, si condividono valori importanti, si ha fiducia e rispetto verso il partner.

Tuttavia, pur se importante, riuscire ad arrivare in una zona di confort è solo il 50% del percorso che devi intraprendere per addivenire a un rapporto di coppia felice: riesce a coprire solo l'aspetto razionale.

L'amore, però, si nutre anche di aspetti irrazionali ed emozionali. Una volta che siamo sicuri di essere amati dall'altra persona, tendiamo per natura a dare tutto per scontato e a curare di meno la relazione.

Sembra assurdo, ma siamo istintivi come bambini. Immaginate un bambino che desidera ardentemente un giocattolo. Piange e si dispera, anche per giorni, finché, una volta ottenuto, riceve una soddisfazione momentanea e gioca con quel giocattolo per alcuni giorni. Spesso però constatiamo che già dopo due settimane, quel bambino non giocherà più con il giocattolo che ha tanto desiderato e sarà attratto da un altro giocattolo che non ha.

Cosa ci insegna l'esempio del bambino? Che finché c'è mancanza di una cosa o di una persona, ci sarà attrazione per quella cosa o quella persona: ci sarà un desiderio spasmodico per quella cosa o quella persona e questa voglia ci spingerà come una calamita verso l'oggetto del nostro desiderio.

Pertanto il presupposto dell'attraction è la mancanza, la scarsità. La mancanza, la scarsità attraggono. Anche nel business, se ci pensi, più c'è scarsità, più ci sarà attrazione e quella cosa sarà più preziosa.

Nelle relazioni di coppia, la legge dell'attraction è pienamente applicabile e vale il 50% del percorso che porta alla felicità del rapporto stesso.

Se all'interno della coppia uno dei partner è troppo presente, troppo disponibile, non apparirà certo attraente e porterà l'altro partner a sentirsi troppo sicuro del rapporto di coppia e a smettere di dare. In altri casi, addirittura, il partner troppo amato si sentirà prezioso e crederà che tutto gli è dovuto. In altri casi ancora, il partner valorizzato all'eccesso si sentirà addirittura assediato e tenderà a respingere l'altra persona. Quanti casi di divorzi ci sono con la motivazione – o scusa – che il partner era troppo ossessivo, troppo geloso!

I rapporti di coppia si basano certo al 50% anche su un confort razionale: gentilezza, romanticismo, sincerità, obiettivi comuni; ma un altro 50% è basato sull'attrazione, il mistero, il lato emozionale e primordiale dell'uomo.

La seduzione non deve essere relegata solo a una fase iniziale del rapporto, ma deve essere permanente: bisogna corteggiare l'altra persona per sempre. Nessuno ha obblighi verso di te: l'amore si costruisce giorno per giorno e non ci sarà mai un punto d'arrivo. Bisogna arricchire l'amore sempre con nuovi stimoli.

Ricordo che quando ero ragazzo ero attratto da ragazze carine e, spesso, difficilmente raggiungibili.

Non ero attratto per niente dalle bravissime ragazze della gioventù francescana, associazione cattolica che all'epoca frequentavo: queste ragazze potevano essere anche carine, amanti della famiglia, sincere e ricche di valori, ma non mi attraevano.

Al contrario mi attraevano ragazze carine, appariscenti, desiderate da molti, con alle spalle molte relazioni vissute. Quando riuscivo a stare con una di esse mi impegnavo a dare il massimo: pensavo di essere fortunato perché tra tanti pretendenti avevano scelto me; facevo di tutto per non essere tradito. Io ero come una calamita. E la mia calamita non era rivolta verso le brave ragazze, ma verso quelle appariscenti e apparentemente irraggiungibili.

Cara lettrice, quante volte è capitato anche a te di non essere attratta da un bravo ragazzo, ma di uno che non era esattamente un "santo"? La risposta sta nella legge dell'attrazione: siamo attratti dalla scarsità, da quello che non potremmo avere, da quello che è misterioso.

A volte solo quello che è turpe piace. Ci sono casi patologici in cui determinate ragazze (o ragazzi) sono attratte da uomini impegnati o sposati. Nella maggior parte dei casi soffriranno, ma successivamente non cercheranno un bravo ragazzo single, ma di nuovo una storia complicata.

La scienza delle relazioni è complessa, ma con lo studio dei comportamenti si possono elaborare delle strategie che possano aiutare a creare relazioni di coppia felici, che contemperino sia il bisogno di confort sia il bisogno di attraction.

Pertanto ti consiglio di distaccarti dal partner per brevi periodi: talvolta deve sentire la tua mancanza. Allo stesso tempo cura la tua immagine, cerca di essere una persona di successo, attrarrai così, oltre che gli altri, il partner stesso, in un continuo gioco di seduzione.

A volte potrai indurre il partner a credere che tu abbia degli ammiratori o ammiratrici. Questo potrebbe riaccendere una passione sopita per qualche tempo all'interno della coppia. Ovviamente bisogna essere moderati e vivere il tutto come un gioco. Non bisogna mai esagerare e creare litigi.

Avrai sentito più volte che in amore vince chi fugge. In realtà, nelle relazioni di coppia, è esattamente così. Per la legge dell'attrazione, se ti distacchi per qualche giorno, indurrai il partner a sentire la tua mancanza e quindi lo attrarrai. Una volta che sarai tornato, il desiderio di stare insieme sarà enorme. È come se il tuo partner tornasse a te con una sete immensa; tu non dovrai fare altro che abbeverarlo.

Caro lettore, ti voglio fornire un ultimo consiglio. Devi essere distaccato solo per pochi giorni e in un periodo in cui non ci siano litigi particolari con il partner. Un'assenza troppo lunga potrebbe indurre il partner a sentire sempre di meno la tua mancanza e a instaurare nuove frequentazioni. E questo non credo sia tra i tuoi obiettivi!

La gestione del matrimonio o della convivenza

Torniamo ora a un approccio razionale ed esponiamo quali sono i fattori principali che portano a un matrimonio, o una convivenza stabili, solidi e duraturi.

A questo riguardo ci sono delle regole semplici, ma molto efficaci da seguire: aiutarsi reciprocamente; mantenere vivo l'aspetto romantico della relazione; cercare di progredire economicamente.

Vivere insieme non è sempre facile, soprattutto perché ognuno ha le proprie abitudini, le proprie preferenze, i propri desideri e ognuno è portatore di un proprio background che necessariamente differisce da quello del partner.

Per evitare l'insorgere di incomprensioni e conflitti è necessario decretare alcune regole o consuetudini da rispettare. Occorre stabilire quali siano le situazioni o i valori su cui nessuno dei due è disposto a scendere a compromessi. A questo riguardo, occorre essere sinceri e chiari nell'esprimere le proprie esigenze. Fatto questo, tali regole dovranno essere rispettate a qualunque costo da entrambi i partner.

Come aiutarsi in modo reciproco

Entrambi i partner in una relazione di coppia devono fronteggiare alcune responsabilità e alcuni impegni. Questo è fondamentale per l'equilibrio e la serenità della vita familiare. È giusto che ognuno abbia il proprio carico di lavoro, al fine di non oberare l'altra persona e far funzionare in modo armonico il rapporto.

I compiti e le responsabilità a cui mi riferisco debbono essere concordati, caso per caso, e variano da coppia a coppia a seconda delle inclinazioni di ognuno e dei compromessi che si sono raggiunti.

È fondamentale che ci si dividano i compiti e le responsabilità in modo equilibrato. Se uno dei partner fosse gravato dagli impegni familiari in modo spropositato, farebbe sicuramente emergere con il tempo il rancore e altri sentimenti negativi per la sopravvivenza della coppia.

Dividersi i compiti e gli impegni familiari non solo è equo, ma è gratificante, in quanto ci si sente protagonisti della creazione di una famiglia armoniosa e felice.

Inoltre è importante non solo aiutarsi reciprocamente, ma imparare a chiedere correttamente al partner l'aiuto di cui si ha bisogno. Fondamentale è chiedere aiuto in modo diretto. E questo è difficile sia per gli uomini che per le donne.

Gli uomini, tuttavia, per loro natura, riescono tendenzialmente a chiedere l'aiuto di cui hanno bisogno in modo diretto.

Le donne invece, ontologicamente, hanno più difficoltà a chiedere aiuto e, ancora di più, a chiedere aiuto diretto.

La donna, quando è innamorata è portata naturalmente a donarsi totalmente al partner per farlo felice: offre amore e aiuto senza che le venga richiesto. La donna in qualche modo cerca di prevenire le richieste del partner offrendo aiuto e sostegno in mille modi diversi. Anche quando constata di non essere ricambiata adeguatamente, continua a donare senza chiedere, con la speranza che l'uomo, prima o poi, pareggi i conti.

Purtroppo però l'uomo è portato meno della donna a dare, a donarsi senza che gli venga richiesto. Anzi, un uomo a cui non viene fatta nessuna richiesta di aiuto, sarà portato a credere di dare già abbastanza al partner.

Questa situazione porterà in molti casi la donna ad accumulare risentimento e, nel momento in cui si deciderà di chiedere aiuto al partner, le sue richieste appariranno una pretesa agli occhi dell'altro. E posso assicurare che le pretese non piacciono agli uomini: le pretese, spesso, generano conflitti.

Un errore che fanno spesso le donne è chiedere aiuto in modo indiretto. Questo modo di chiedere genera conflitti, in quanto l'uomo non sempre riesce a comprendere cosa si cela dietro ad una richiesta indiretta.

Facciamo un esempio. Se una donna è stanca e non se la sente di preparare il pranzo potrebbe dire al partner: «Oggi non ho tempo di preparare il pranzo». Questo è l'esempio classico di richiesta indiretta che indispone l'uomo. Infatti quest'ultimo traduce: «Ho lavorato troppo e sono stanca: è tuo dovere portarmi a pranzo fuori».

Consiglio alle donne di chiedere in modo diretto. Nell'esempio di prima il modo corretto di chiedere è il seguente: «Andiamo a pranzo fuori oggi?»

Questa richiesta diretta, in genere, è ben accolta dall'uomo in quanto non si intravede risentimento ed è un invito a fare qualcosa di diverso insieme.

Altre espressioni indirette che potrebbero irritare gli uomini sono quelle di usare il puoi o il potresti nella formulazione delle richieste. È preferibile non chiedere: «Potresti portarmi a pranzo?», in quanto si tratta di una richiesta indiretta. Meglio chiedere: «Amore, mi porti a pranzo?».

Mantenere viva la passione e l'aspetto romantico della relazione

Il miglior rapporto di coppia si raggiunge quando il tuo partner può essere considerato sia il tuo migliore amico che il tuo amante.

L'amicizia è un sentimento nobile che presuppone dialogo, fiducia, condivisione di valori; l'essere amanti presuppone invece passione, attrazione reciproca sia mentale che carnale.

Il romanticismo è sicuramente un elemento importante da coltivare nelle relazioni a lungo termine: esso può essere paragonato a un cespuglio di rose in cui ciclicamente c'è una fioritura.

Una donna potrebbe risvegliare il romanticismo di suo marito presentandosi sempre curata e ben vestita anche in casa e non apparendo mai trascurata.

Un uomo potrebbe risvegliare il romanticismo della sua anima gemella facendola sentire importante, amata ed apprezzata, facendole dei complimenti frequenti, dei regali inaspettati e portandola a cena fuori in un ristorante particolare.

Occorre poi coltivare anche l'aspetto passionale ed emozionale della coppia.

È vero che la passione potrebbe ridursi con il tempo e questo è un processo naturale che accade in tutti i rapporti di coppia.

È vero anche però che ci sono strategie seduttive che servono per far riaccendere la passione.

Non bisogna mai dare nulla per scontato. Il partner è pur sempre una persona con i suoi sentimenti, le sue necessità e le sue emozioni: non bisogna cadere nell'apatia e nella noia, ma occorre ogni giorno scoprire nuovi tesori e donarsi vicendevolmente in modo diverso.

Occorre ravvivare spesso il fuoco della passione con nuovi stimoli, alienarsi per brevi periodi per poi riconquistarsi con maggiore ardore.

Anche l'aspetto sessuale è fondamentale in un rapporto. Anche se sono trascorsi molti anni bisogna, con fantasia, cercare nuove sfaccettature del piacere: la donna ad esempio potrebbe inventare degli artifizi per farsi desiderare; l'uomo potrebbe invece imparare delle tecniche per rimandare il gaudio estremo e soddisfare in pieno la donna.

La stabilità economica

Uno dei pilastri di una vita felice è anche l'indipendenza economica o la stabilità finanziaria. Il denaro è spesso fonte di stress e di litigi anche nelle relazioni di coppia.

Se alla base del rapporto ci sono fiducia, sincerità e trasparenza non ci sarà motivo di nascondere nulla anche per quanto riguarda l'argomento denaro.

Affronta qualunque difficoltà con la consapevolezza che insieme al tuo partner tutto si può risolvere. Devi condividere tutto, anche i problemi economici.

Se vuoi nascondere problemi finanziari al partner, rischi di sentirti soggiogato e la tua conseguente mancanza di serenità si rifletterà sul tuo comportamento, causando così incomprensioni e litigi all'interno del tuo rapporto di coppia.

Per vivere più serenamente, a seconda delle disponibilità finanziarie, è preferibile stabilire congiuntamente delle regole, elaborare un piano di entrate e spese e definire un budget per le vostre esigenze, settimanali o mensili.

Più sarete accurati nello stilare questa sorta di bilancio famigliare e più tutto scorrerà serenamente.

È opportuno altresì risparmiare parte delle entrate economiche per fronteggiare periodi di emergenza. È altresì consigliabile cercare di aumentare, possibilmente, le entrate, senza trascurare il tempo da dedicare alla coppia.

Le regole dell'armonia

Adesso voglio svelarti alcuni segreti che ti aiuteranno a fondere le differenze e a creare armonia nel tuo rapporto di coppia o nel tuo matrimonio.

Per raggiungere la felicità e l'armonia che cerchi nella vita di coppia è necessario essere aperti al cambiamento ed essere disposti ad accettare dei compromessi.

Scendere a compromesso, però, non vuol dire soffocare le tue esigenze o il tuo punto di vista. Scendere a compromessi significa soprattutto ricercare, in ogni situazione, l'aspetto positivo del partner; significa smettere di evidenziare gli errori ed i difetti dell'altra persona ed enfatizzarne i pregi e le qualità. Scendere a compromessi significa quindi tollerare i difetti e le abitudini del partner che non condividi e apprezzare, al contrario, ciò che di buono e di bello ha da offrirti; significa valutare l'altra persona da un punto di vista generale, senza evidenziare i difetti.

Evita di redarguire il partner su comportamenti o abitudini che non ti piacciono, a meno che non siano per te di particolare importanza.

Se litighi con l'altra persona ogni giorno, fai spesso osservazioni, o sottolinei ogni piccola cosa, perderai di credibilità e sarai visto come una persona brontolona.

Se sei abituato a lamentarti per tutto, nel momento in cui una situazione ti disturberà in modo particolare, non sarai ascoltato dal partner.

Se invece, nella maggior parte delle situazioni, vivi il rapporto di coppia in modo propositivo e armonioso, nel momento in cui avrai da fare un'osservazione su qualcosa di importante, il partner sarà portato ad ascoltarti con attenzione.

La stessa situazione si verifica nei rapporti genitori – figli. Se i genitori sgridano in continuazione i figli, questi ultimi si abituano a questo tipo di comportamento e non ci fanno più caso.

Un altro suggerimento che voglio darti è quello di non indispettire il partner con frasi tipo: «Te l'avevo detto!» oppure «Avevo ragione!». Questi atteggiamenti creano antagonismi all'interno della coppia e non costituiscono assolutamente un valore aggiunto. In alcuni casi vengono percepiti dal partner come comportamenti ridicoli. Spesso quando ho proferito queste frasi negative mi è stato risposto: «Parli proprio come un vecchio saggio!».

Bisogna ambire a creare un ambiente amorevole e sereno nella tua casa e a infondere armonia in ogni situazione e in ogni relazione.

Guadagna punti agli occhi del partner

Ci sono degli atteggiamenti utili al fine di guadagnare punti agli occhi del partner.

Le donne e gli uomini, essendo fisiologicamente diversi, attribuiscono i punti in maniera diversa.

Le donne hanno bisogno di essere amate e sostenute con tante piccole cose positive che può fare il partner. Solo facendo molte piccole cose, l'uomo farà sentire la sua donna amata e valorizzata. Non è opportuno da parte dell'uomo fare azioni eclatanti (ad esempio regalare una macchina nuova), se poi trascura le piccole cose che faceva all'inizio della relazione. Per la donna è più importante il tempo che si può dedicare alla famiglia rispetto al maggior denaro che si può guadagnare lavorando in più.

Ecco degli esempi di comportamenti positivi che potrebbero adottare gli uomini al fine di guadagnare punti nei confronti dell'anima gemella: offrire aiuto materiale quando lei è stanca; ascoltarla senza distrazioni quando è vulnerabile; dirle spesso "ti amo"; fare delle piccole sorprese (portare dei fiori o dei dolcetti); scrivere una piccola poesia; programmare delle piccole fughe romantiche.

L'uomo, invece, è portato ad attribuire punti all'anima gemella quando viene apprezzato amorevolmente e non giudicato.

Ecco alcuni esempi di cosa possono fare le donne per rendere felice un uomo: non punire l'uomo quando commette uno sbaglio; chiedere sostegno senza essere esigenti; apprezzare sinceramente i momenti di intimità; accogliere l'uomo con amore dopo un periodo di distacco; non dare consigli su come fare meglio qualcosa (come ad esempio guidare o aggiustare qualcosa in casa).

Conoscere come conquistare punti agli occhi del partner è fondamentale al fine di ottimizzare le energie che conducono all'armonia del rapporto di coppia.

Assumi un atteggiamento positivo e attivo

Assumere un atteggiamento quotidiano costruttivo e pragmatico è fondamentale per il tuo benessere e per il benessere della tua vita di coppia.

Tale atteggiamento deve sussistere sia

quando le relazioni familiari sono positive, sia in caso di difficoltà e in caso di litigi tra i coniugi o tra partner.

Bisogna essere pragmatici: è meglio vivere in armonia che essere dalla parte della ragione. A che serve essere dalla parte della ragione se si vive all'interno di una coppia infelice?

Pertanto bisogna esercitarsi a trovare i giusti compromessi: occorre accettare i difetti del partner e i punti di vista diversi. Non si può controllare la mente dell'altro. Quello che si può fare è esprimere i propri punti di vista con amore e ascoltare con attenzione le esigenze dell'altra persona. Il sentimento dell'amore, le emozioni, aiutano a fondere la coppia in un'unica entità familiare meglio di un trattato sulla ragione!

L'amore incondizionato ti conduce alla felicità

L'amore vince sempre; è la risposta a ogni problema. Con un atteggiamento amorevole verso te stesso, verso le persone della tua vita e verso la tua anima gemella, non c'è niente che tu non possa risolvere.

La strada che conduce all'amore è la comprensione, che permette di andare oltre il perdono e sviluppare compassione ed empatia.

Non è opportuno giudicare il comportamento di una persona: bisogna cercare di mettersi nei suoi panni e capire cosa c'è all'origine di un comportamento.

Perdonare non significa giustificare un comportamento che non approvi; significa comprendere le ragioni dell'altra persona e passare oltre senza accusarla.

Fatto questo deciderai tu come comportarti in base alla situazione specifica. L'importante è, prima di reagire, fermarsi a riflettere per capire cosa c'è all'origine di un determinato comportamento.

Un atteggiamento di questo tipo, l'amore incondizionato e l'apprezzamento per te stesso, per le persone della tua vita e per il partner, ti permettono di raggiungere la felicità che desideri. La felicità, al contrario di quanto si possa pensare, non dipende dalle circostanze esterne, ma è intrinseca allo spirito di una persona. Per essere felici, bisogna sviluppare apprezzamento e gratitudine per tutte le persone o le cose che la vita ti offre.

Sii il cambiamento che vuoi vedere nell'altra persona

Non si può cambiare autoritativamente un'altra persona. Non bisogna pretendere di cambiare una persona, ma bisogna accettarla per quella che è. L'unico modo in cui puoi aiutare una persona a cambiare, a migliorare, è tramite il tuo esempio, tramite le tue azioni. Sono i risultati che ottieni, in ogni ambito della vita, che possono influenzare le persone a seguire un determinato comportamento virtuoso. Le parole servono a poco.

Ogni individuo è diverso: ha le proprie opinioni, le proprie esperienze e le proprie caratteristiche uniche. Non puoi pretendere che un'altra persona la pensi come te o decida di fare quello che secondo te è giusto.

Se vuoi vedere un cambiamento, cambia prima te stesso: sei l'unica persona sulla quale hai il totale controllo.

Fatto questo, vedrai che il tuo partner

cambierà a sua volta, quando lo vorrà e nel momento in cui sarà pronto per farlo.

Cura la tua crescita personale

Non sono le condizioni esterne che devono cambiare per ottenere dei risultati e migliorare la tua vita: il cambiamento deve partire da te. Le condizioni esterne infatti sono un riflesso del tuo modo di pensare e quindi del tuo modo di agire e di relazionarti alla vita.

Fare un lavoro di crescita personale ti aiuterà ad apportare cambiamenti e miglioramenti in ogni area della tua vita, compreso il tuo rapporto di coppia o il tuo matrimonio.

Ti consiglio di leggere libri, di ascoltare audio e di seguire programmi di crescita personale per capire come funziona la tua mente e qual è il collegamento tra ciò che pensi, quelle che sono le tue convinzioni, la tua realtà e le esperienze che vivi. Solo così potrai comprendere come ti presenti al mondo e quindi capire come il mondo reagisce all'immagine che offri di te; solo così potrai creare consapevolmente la tua vita felice.

Attraverso programmi di crescita personale, avrai più probabilità di avere successo sia nella sfera personale che lavorativa. E le persone di successo sicuramente sono più seduttive, anche all'interno di un rapporto di coppia.

Le differenze ontologiche tra uomo e donna

Al fine di far funzionare al meglio un rapporto di coppia occorre sempre tenere presente che gli uomini e le donne sono ontologicamente diversi: hanno caratteristiche, valori e percezioni della realtà differenti.

Uno dei motivi per cui spesso si creano litigi e incomprensioni all'interno della coppia è che gli uomini spesso dimenticano di comunicare con donne, trattandole come uomini; allo stesso tempo le donne dimenticano di avere a che fare con uomini, trattandoli come un'amica donna.

Ci si dimentica di un elemento fondamentale: uomini e donne parlano linguaggi completamente diversi.

Gli uomini, per loro natura, amano la carriera, il potere, gli obiettivi e i risultati. Si interessano più agli oggetti tecnologici che possono essere utili al loro successo lavorativo che alle persone. Non sono amanti della psicologia e dei romanzi rosa: mentre le donne sognano una storia d'amore romantica, gli uomini sognano di avere una macchina potente come una Ferrari. Per gli uomini sentirsi realizzati, risolvere da soli i problemi è di fondamentale importanza. Per queste ragioni gli uomini odiano quando le donne cercano di correggerli, di migliorarli con consigli non richiesti: per loro un'interferenza in tal senso consiste in una mancanza di fiducia nelle proprie capacità. La tendenza dell'uomo a essere pragmatico si riflette anche nella comunicazione con le donne: se queste ultime si aprono e parlano dei propri turbamenti, l'uomo cercherà di trovare immediatamente una soluzione al problema; tuttavia, non comprende che, spesso, la donna non desidera avere una soluzione al problema, ma soltanto essere ascoltata, compresa, coccolata.

Le donne, invece, per natura danno più valore ai sentimenti, ai rapporti interpersonali, alla comunicazione, alle emozioni. Sono più intuitive e istintive; questo si riflette anche sul modo di vestire: a seconda dello stato d'animo possono cambiare vestito anche più volte al giorno. Sono amanti della psicologia e della crescita personale. Sono anche molto intuitive: riescono ad anticipare gli stati d'animo degli interlocutori capendo quello di cui hanno bisogno; sono portate a offrire aiuto, anche se non le viene richiesto.

Tuttavia offrire assistenza a un uomo, spesso, può ingenerare in quest'ultimo la sensazione di essere un incompetente a risolvere i problemi agli occhi della donna e a sentirsi umiliato. Mentre la donna, poi, non si fa problemi a esprimere i propri sentimenti, anche negativi, l'uomo è più introverso riguardo ai suoi stati d'animo.

Pertanto, per venire incontro a un uomo, la donna dovrebbe mostrare fiducia nelle sue capacità, ammirarlo, senza voler a tutti i costi migliorare qualcosa del suo operato.

Allo stesso tempo un uomo, per venire incontro a una donna, dovrebbe ascoltarla con attenzione, compenetrandosi nel suo stato d'animo, senza offrire una soluzione, ma assecondandola, facendola sentire amata e valorizzata con piccoli gesti e attenzioni.

Un'altra differenza fondamentale tra gli uomini e le donne è quella della gestione dello stress.

L'uomo quando ha un problema si chiude in sé stesso e non vuole parlarne con nessuno, né con la propria donna, né tantomeno con amici o familiari: ha bisogno di qualche ora o di qualche giorno per analizzare il problema in tutte le sfaccettature e poi risolverlo. Se non riesce a risolvere il problema cerca qualche distrazione continuando nel suo stato di mutismo. Solo dopo aver risolto le sue difficoltà tornerà ad essere recettivo.

Tutti gli uomini, periodicamente, si chiudono in sé stessi per affrontare determinati problemi: è la loro natura.

Questo atteggiamento dell'uomo può essere spesso motivo di conflitto con la donna, in quanto quest'ultima si vede improvvisamente trascurata, esclusa e potrebbe credere di non essere amata e considerata abbastanza dall'uomo. In questi momenti, la donna tende ad avvicinarsi di più all'uomo, a chiedere spiegazioni, a esprimere preoccupazione e risentimenti, con la conseguenza di far allontanare l'uomo ancora di più; quest'ultimo percepirà un'oppressione ancora maggiore e avrà bisogno di ancora più tempo per uscire dal suo status di stress.

In questi casi, il consiglio che posso dare alle donne è quello di lasciare solo l'uomo per qualche ora o per qualche giorno; quest'ultimo, dopo aver risolto il suo problema, tornerà più affettuoso di prima, considerando anche che è stato rispettato il suo bisogno di solitudine. Altro consiglio che mi sento di dare alle donne è quello di non dipendere totalmente dagli uomini e dal loro stato emotivo: coltivate vari hobby e interessi, uscite periodicamente con le amiche; in questo modo i periodi di distacco dal partner saranno meno duri e il riavvicinamento più gioioso.

Anche le donne, ciclicamente, affrontano periodi di stress: in quei momenti sono prese dal pessimismo e hanno sentimenti negativi sia verso il partner che verso il mondo intero. Anche in periodi in cui il loro legame va a gonfie vele e sentono di avere dentro di sé tutto l'amore del mondo, finiscono poi all'improvviso per avere delle giornate di stress emotivo. In quei casi non si soffermano su un singolo problema, grande o piccolo che sia:

sono in uno stato confusionale e percepiscono problemi passati, futuri o solo potenziali; alcune volte, si pongono problemi per cui non c'è soluzione.

In questi cicli negativi, le donne, a differenza degli uomini, non si rinchiudono nel mutismo, ma hanno un enorme bisogno di essere ascoltate, rassicurate e comprese.

In questi casi, consiglio agli uomini di ascoltare con attenzione le loro consorti, di assecondarle, di non contrastarle, anche se vi espongono problemi assurdi: è il momento di sostenere le vostre partner, di cercare di farle divertire, di donare abbracci e amore. In questo modo, usciranno dal loro stato di stress più felici di prima, dimostreranno la loro riconoscenza in mille modi e il vostro rapporto di coppia ne risentirà positivamente.

Come gestire i litigi

Come il dialogo è essenziale affinché si rafforzi il rapporto di coppia, così i litigi sono distruttivi per la coppia stessa. Se una coppia iniziasse a litigare ogni giorno, i sentimenti d'amore decrescerebbero progressivamente fino a scomparire del tutto, e ciò porterà alla fine della relazione. Ciò è anche ovvio: si decide di stare con un'altra persona perché si è più felici in due. Nel momento in cui si vive di litigi e di stress si è portati a pensare che si stava meglio da soli o che quella con cui stiamo non è la persona giusta.

I motivi più frequenti che portano ad un litigio sono i seguenti: denaro, educazione dei figli, responsabilità reciproche, tempo libero. Tuttavia questi ultimi sono solo motivi apparenti del litigio, in realtà si litiga perché non ci si sente amati. Se un coniuge non si sente amato, avrà dentro di sé dei sentimenti negativi e invece di esprimere il suo desiderio d'amore, tenderà ad accusare il partner di qualcosa, provocando una lite.

Se per esempio una donna si è preoccupata per il marito che è rientrato tardi, tenderà a esprimersi con frasi del genere: «Come hai potuto fare così tardi! Cosa dovrei pensare di te!». Il marito, da parte sua, non percepisce che la moglie si è preoccupata per lui e tende a giustificarsi in maniera brusca: addurrà per giustificarsi motivi tecnici come il traffico o tenderà a minimizzare dicendo che non si può essere puntuali come un orologio. Il messaggio che percepirà la moglie è questo: il ritardo è giustificato e quello che lui stava facendo era sicuramente più importante del loro legame. A questo punto è ovvio che si arriva ad un litigio.

Molte volte non è tanto importante il motivo tecnico del litigio, il come si dice qualcosa è molto più importante di cosa si dice. Il linguaggio è solo una piccola parte della comunicazione: è importante il tono di voce, la gestualità, lo sguardo. Le stesse parole possono essere dette in tono dolce e amorevole o in tono aggressivo. A seconda di queste due modalità di esprimersi una stessa discussione può portare ad un abbraccio o ad una lite distruttiva.

Gli uomini e le donne, avendo sensibilità diverse, litigano e soffrono per i litigi per motivi diversi.

Una donna litiga di solito perché vengono sminuiti i suoi sentimenti: l'uomo è portato a minimizzare dicendo che va tutto bene, che la preoccupazione della donna è eccessiva, offre delle soluzioni pratiche al problema. Questo porta la donna a non sentirsi ascoltata. La donna ha bisogno di sentirsi compresa e amata: per lei i sentimenti vengono prima della ragione. E questo dovrebbe sempre essere considerato dagli uomini al fine di evitare i litigi.

Un uomo, invece, di solito litiga perché percepisce la disapprovazione della donna. Nell'esempio di prima, l'uomo non avvertirà la preoccupazione della donna, derivante dal suo ritardo: si sentirà attaccato, biasimato e si metterà sulla difensiva, a volte proferendo anche parole crude; in realtà, la circostanza di non essere approvato dalla donna, lo fa soffrire.

Un uomo tende ad affrontare il litigio, in genere, attraverso due atteggiamenti. A volte attacca verbalmente, intimidendo la donna. Questo atteggiamento finirà per intimorire la donna, che si chiuderà in sé stessa e il rapporto andrà a rotoli, in quanto l'attrazione iniziale cesserà del tutto. Altre volte l'uomo volontariamente decide di evitare i litigi facendo venire meno il dialogo e sottraendosi al confronto. È palese, anche in questo caso, che, con il tempo, il rapporto di coppia si affievolirà.

La donna, invece, ha la tendenza a risolvere i litigi sistematici o cercando di simulare che tutto vada bene o prendendosi le colpe di tutte le discussioni di coppia. È quasi inutile dire che anche qui si tratta di un atteggiamento sbagliato: in questo caso, con il tempo, la donna sarà risucchiata dal vortice del risentimento e la coppia andrà in crisi.

Consiglio di evitare i litigi, ma nel modo giusto.

Se ci si accorge che una discussione sta diventando una lite è buona regola fermarsi per qualche ora, al fine di valutare la questione dai diversi punti di vista. È fondamentale poi trovare un accordo: come per tutti i problemi, la comunicazione e il dialogo sono un toccasana per risolverli.

Non bisogna evitare i problemi e le incomprensioni; bisogna evitare i litigi distruttivi.

Pertanto, bisogna comunicare con sincerità, esprimendo con tatto anche i sentimenti negativi. Bisogna imparare a conoscersi sempre di più usando le parole e i toni giusti in ogni situazione, tenendo conto dei sentimenti del partner e cercando di non farlo soffrire.

Nell'esempio di prima, un buon modo per evitare la lite è il seguente.

Quando il marito fa tardi, la donna potrebbe dire: «Mi sono preoccupata per te: la prossima volta mi piacerebbe che tu mi avvertissi, in caso di ritardo; starei più tranquilla».

Il marito, da parte sua, potrebbe scusarsi di aver fatto preoccupare la moglie, prestando attenzione a tutto quello che lei dice, senza replicare in maniera negativa.

In una fase avanzata di un rapporto di coppia felice, ci si potrebbe anche esercitare a chiedere all'altra persona: «Che cosa faresti in questa situazione negativa? Quali parole dovrei utilizzare per farti arrabbiare o preoccupare di meno?»

Per un rapporto di coppia felice e duraturo, il dialogo, le negoziazioni, la sincerità e la trasparenza sono doti essenziali e da coltivare giorno per giorno.

Come comunicare uno stato d'animo negativo

Abbiamo detto che a tutti i problemi di coppia c'è un rimedio: occorre comunicare, negoziare, porsi nei confronti dell'altro con amore.

Abbiamo anche detto che il miglior modo per evitare un litigio è allontanarsi dal problema, prendere qualche ora di tempo per riflettere e poi comunicare quando lo stato d'animo è più sereno.

Ma se ci si sente traditi, se si vuole comunicare un sentimento negativo, qual è il modo migliore per approcciarsi al partner?

Cosa comunicare è importante, ma comunicarlo in maniera corretta, in modo da non provocare l'ira dell'altra persona e un litigio, è anche più importante.

Prima di comunicare un sentimento negativo occorre riflettere individualmente sui propri sentimenti e strutturare un discorso da esporre al partner. Occorre esternare prima la propria rabbia, la propria tristezza e i propri timori; poi il proprio dispiacere e il proprio amore.

Facciamo un esempio di come comunicare correttamente un sentimento negativo.

Immaginiamo che è l'anniversario di matrimonio di una coppia e la moglie ha programmato un'uscita romantica, si è preparata per la serata indossando un vestito sexy e non vede l'ora che il marito rientri a casa.

Il marito rientra e candidamente chiede: «Perché indossi un vestito così bello?».

La moglie, delusa, tergiversa per un poco finché non è certa che il marito si è dimenticato dell'anniversario e ribatte: «Oggi è il nostro anniversario!».

Il modo corretto per gestire questa situazione, da parte della moglie, senza provocare un litigio, è quello di ritirarsi in camera da letto per alcuni minuti e riflettere su come comunicare il disappunto.

Occorre fissare nella mente tutti gli elementi del discorso che si vuole affrontare o sarebbe opportuno addirittura scrivere un biglietto.

Il contenuto di questo discorso potrebbe essere di questo tenore: «Caro, sono arrabbiata che tu ti sia dimenticato del nostro anniversario di matrimonio. Mi rattrista il fatto che non ti sia ricordato di un evento così importante. Ho timore di non essere al centro dei tuoi pensieri. Mi sto preparando per te da stamattina. In ogni caso, scusami, forse sono io troppo esigente; forse sono stata poco affettuosa nell'ultimo periodo. Ti amo e ti perdono per non esserti ricordato del nostro anniversario. So quanto lavori per la famiglia e sono cose che possono succedere. Sono felice di stare con te: grazie per tutto quello che fai ogni giorno per noi. Mi sento la donna più felice del mondo e ora voglio festeggiare con te con una cenetta romantica. Amore, vogliamo regalarci qualche ora di magia?»

Quale uomo non abbraccerebbe la propria donna dopo che gli ha comunicato emozioni così belle?

Ecco che una serata che poteva sfociare in un brutto litigio, può, comunicando i propri sentimenti in maniera sincera e corretta, diventare una delle più belle della propria vita.

Non bisogna nascondere le nostre vere emozioni, anche se negative, altrimenti queste, prima o poi, si trasformeranno in risentimenti.

A questo riguardo, ecco come gli uomini tendono erroneamente a nascondere i propri sentimenti: possono ricorrere alla rabbia quando hanno paura di non essere amati; possono ricorrere alla presunzione, se non si sentono all'altezza di qualcosa; possono rinchiudersi nel silenzio per sfuggire al dolore.

Allo stesso modo, ecco come le donne potrebbero celare i propri veri sentimenti: possono ricorrere all'ansia per nascondere le proprie delusioni e la propria tristezza; possono ricorrere alla speranza, per sfuggire alla sofferenza; possono ricorrere all'amore, per colmare le proprie frustrazioni e insoddisfazioni.

Bisogna evitare di nascondere i propri veri sentimenti non solo nei confronti del partner, ma soprattutto nei confronti di sé stessi.

Fermarsi a riflettere periodicamente per qualche ora, prima di comunicare sentimenti negativi, non fa bene solo alla coppia, ma soprattutto a sé stessi.

Riflettere sui sentimenti negativi aiuta anche a superare vecchi traumi del passato, che emergono in noi periodicamente, condizionando il nostro presente e il nostro futuro.

Fermarsi ad analizzare i nostri stati d'animo negativi aiuta noi stessi a crescere, a sviluppare la nostra capacità d'analisi e a diventare donne o uomini migliori: è un esercizio utile, prima di tutto, al fine di amare sé stessi.

Come gestire le situazioni di crisi

Come abbiamo visto nei capitoli precedenti, prima o poi, per qualsiasi coppia ci sarà la stagione della crisi.

L'importante è saperla affrontare nel modo giusto.

Se stai leggendo questa guida e se vorrai metterne in pratica il contenuto, sicuramente affronterai i momenti di crisi basandoti su un solido rapporto di coppia incentrato su amore ed armonia.

Tuttavia, nella fase patologica del rapporto, ci sono alcuni elementi su cui bisogna soffermarsi maggiormente, che possono aiutarti a superare le varie difficoltà e litigi.

In primo luogo, bisogna comprendere le ragioni del partner, prima di agire o reagire a un determinato comportamento. Occorre non limitarsi alle apparenze prima di giudicare, ma bisogna essere disposti a conoscere a fondo il background, il modo in cui il tuo partner è stato allevato, l'ambiente in cui si è sviluppata la sua personalità. Tutti noi portiamo dentro i traumi e le ferite del passato: alcuni in maniera più evidente, altri meno. Conoscere la storia di ognuno, aiuta a capire determinati comportamenti che non si comprenderebbero se ci si fermasse alle apparenze. Essere sensibili sul passato del partner può evitare molte liti e migliorare il rapporto di coppia.

In secondo luogo occorre gestire bene il tempo. Il tempo è la risorsa più importante che abbiamo: possiamo venderlo a qualcuno (ad esempio al datore di lavoro), ma non possiamo comprarlo. Di fronte alle decisioni importanti da prendere, in particolar modo sulla vita di coppia, occorre riflettere il giusto tempo.

Inoltre occorre dedicare il tempo necessario alla relazione di coppia per coltivarla e nutrirla con amore e devozione. È importante sia la quantità di tempo che si dedica, sia la qualità.

Soprattutto se vivi un momento di crisi, dedicati di meno al lavoro e di più alla tua relazione amorosa. Non relazionarti al partner solo quando sei stanco dal lavoro e non vedi l'ora di dormire. Non vivere la vita in modo monotono, scontato o conflittuale. Imponiti dei piccoli obiettivi positivi ogni giorno al fine di vivere una relazione di coppia felice: fai dei piccoli regali, delle piccole sorprese che il partner non si aspetta. E non metterti a letto se non sei certo che hai regalato almeno un poco di buonumore al partner durante la giornata. Rendi speciale ogni giorno: costruisci il nido d'amore della tua coppia quotidianamente.

Offri, poi, sempre il tuo supporto e il tuo sostegno emotivo: comportati con l'altra persona nel modo in cui vorresti che lei si comportasse con te; applica la regola d'oro anche nel rapporto di coppia.

Non opprimere, poi, l'altra persona con restrizioni, gelosie, divieti. La coppia non è una prigione: ognuno deve sentirsi libero, avere i propri spazi di autonomia e coltivare le proprie passioni. Solo così il partner si sentirà libero di mostrarsi autentico e spontaneo con te. Ricorda sempre: nessuno vi obbliga a dormire nello stesso letto. La vostra legge deve essere quella dell'amore.

Inoltre, nei momenti di crisi, bisogna ancora di più essere disposti ad accettare le differenze caratteriali, senza voler cambiare il partner. Ogni questione deve essere risolta con i compromessi e il dialogo: cedendo qualcosa alle ragioni dell'altro si evitano molti litigi e incomprensioni.

Un'altra regola d'oro è quella di ascoltare con interesse e curiosità l'altra persona, senza assumere un atteggiamento critico e senza giudicare. Alcune persone non ascoltano nemmeno il partner che parla e sono pronte subito a contraddirlo. A volte il silenzio è d'oro e il partner non cerca consigli, vuole solo essere ascoltato e compreso per sentirsi meglio.

Infine, come altro accorgimento per migliorare il tuo rapporto in crisi ti suggerisco di limitare le tue reazioni all'attuale situazione che devi affrontare, senza rinvangare circostanze simili o anche situazioni diverse irrisolte, accadute in passato. Molte coppie tendono a rinfacciarsi cose che non hanno più nulla a che vedere con la situazione attuale, con l'unica conseguenza che un piccolo problema può assumere dimensioni spropositate.

Come gestire il tradimento

Il tuo partner ti ha tradito? Senti che ti stia crollando il mondo addosso e ti senti una persona fallita?

So come ci si sente, perché sono stato in questa situazione diverse volte.

Prima di tutto voglio dirti che è una situazione comune a milioni di persone: le statistiche dicono che quasi il 50% delle coppie si troverà in una condizione simile.

In secondo luogo occorre analizzare i motivi che hanno portato a questo: hai trascurato il partner? Avete avuto delle liti su valori fondamentali della vita o incompatibilità caratteriali inconciliabili? È colpa solo del partner, che ha la tendenza a tradire?

I motivi dei tradimenti possono essere svariati.

Quello che ora conta, dopo aver riflettuto sulle ragioni dell'infedeltà, è come vuoi gestire il tradimento: vuoi perdonare o è il caso di riconoscere che quella persona non fa per te?

La decisione finale spetterà solo a te, perché solo tu sai quanto ami quella persona, quali sono le tue situazioni familiari, cosa puoi tollerare e cosa no.

Se sei solo fidanzato ad esempio puoi decidere con meno vincoli come comportarti; se sei sposato con figli, la tua decisione influirà anche sulla vita di altre persone.

Io personalmente, in linea generale, penso che, se una persona ci ha tradito, è inutile continuare: si è rotta la magia e la fiducia ed è difficile, anche se non impossibile, ricominciare.

Tuttavia non giudico: da fidanzato ho perdonato diverse volte, anche se ero consapevole che la storia era finita.

In campo sentimentale non bisogna giudicare: a volte la mente umana è debole.

Un caso che mi fece riflettere fu il mio barbiere che si suicidò dopo essere stato lasciato dalla ragazza. Qualche giorno prima aveva chiesto a un mio conoscente: «Che ne pensi di quelli che si suicidano dopo essere stati lasciati?» E il mio conoscente rispose con leggerezza: «Sono degli stupidi.»

A volte durante un rapporto di coppia una partner si affida completamente e ingenuamente a una persona che non merita. Mette tutto il resto in secondo piano: gli amici, gli interessi personali, talvolta anche la famiglia.

In questi casi l'eventuale rottura ha un effetto devastante sulla psiche della persona che è stata tradita.

Pertanto non giudico chi vuole perdonare e lo scopo di questa guida è anche quello di dare dei suggerimenti su come ricostruire il rapporto.

Se sei forte di carattere, se hai capito che quella persona non fa per te, se quella persona ti fa rinnegare i tuoi principi di base, è meglio lasciarsi.

Se ad esempio tu sei una fervente cattolica e un partner ti avesse tradita adducendo come motivazione che sei troppo tradizionalista e non condividi la pratica dello scambio di coppia, essere accondiscendente con lui potrebbe essere a lungo termine ancora più devastante della separazione.

Comunque, se hai la volontà e la forza di lasciare o accettare la rottura del rapporto dopo il tradimento, è un bene: vuol dire che sai di meritare di più; che puoi trovare di meglio e che quella persona non faceva per te.

Se ami alla follia quella persona e speri di recuperare il rapporto ti dico che anche questo è possibile. Sicuramente è difficile, perché occorre un lungo periodo di ricostruzione del rapporto affinché si rinnovino la fiducia e i sentimenti d'amore e di tranquillità iniziali.

Conosco alcune coppie che sono felici dopo aver superato situazioni di infedeltà coniugale. L'impegno a ricostruire la fiducia può portare sicuramente a rinsaldare la coppia e a vivere un rapporto d'amore felice.

Ricordo che tempo fa andai a un incontro di fede tenuto da Claudia Khol. Mi colpì talmente la sua fede e la dedizione che ora ha verso gli altri, che mi sembra assurdo che in passato abbia partecipato a film erotici. Se non avessi visto questi film con i miei occhi non ci avrei creduto. Questo è solo uno dei tanti esempi di come una persona può cambiare anche in positivo.

Ma torniamo a noi. Cosa fare per ricostruire la coppia o comunque per non perdere quella persona se non si è pronti?

Facciamo alcune premesse di carattere generale che valgono per tutte le coppie.

Non bisogna mai essere gelosi e possessivi. Anche se lo si è, bisogna esercitarsi a smussare questo difetto. Pensaci: la gelosia cosa comporta? Comporta sicuramente litigi inutili e i litigi incidono a lungo termine sui sentimenti, come abbiamo visto nei capitoli precedenti. Chi si sente oppresso dal partner reprimerà un desiderio di libertà che potrebbe portare alla rottura del rapporto o al tradimento. Quindi, paradossalmente, se sei geloso in modo ossessivo potresti ottenere un risultato diverso da quello voluto, il partner potrebbe ricercare un'altra persona più gioiosa, meno litigiosa e che lo faccia sentire più libero in generale. La gelosia è un sentimento naturale in noi, ma allo stesso tempo stupido, in quanto sicuramente non apporta nessun beneficio all'interno della coppia.

Pertanto bisogna esercitarsi a non mostrare possessività o gelosia. Al contrario bisogna essere attrattivi: avere mille interessi, non dipendere dal partner, sentirsi sicuri, far divertire il partner e scoprire insieme sempre nuove cose.

Che fare se si sospetta che una donna o un uomo ci tradiscono?

Vale la stessa regola detta sopra: in primo luogo bisogna mantenere la calma e non lasciarsi trasportare dalla collera e dalla gelosia. Se ti lascerai trasportare da sentimenti negativi, perderai punti e il rapporto di coppia ne risentirà. Pensa che il tuo rivale non vuole altro che affossarti, facendoti apparire geloso, possessivo e nervoso in generale.

Quindi cosa fare? Se non ci tieni al partner particolarmente, se sei disposto a rompere il vostro legame nel caso in cui ti tradisce, indaga: chi tradisce fa sempre dei passi falsi anche grossolani. Non tutti sono disposti a tollerare un tradimento ed è giusto troncare per poi cercare una persona più onesta e sincera.

Ma che fare invece se si ama il partner e non lo si vuole perdere per nessuna ragione al mondo?

Fai finta di nulla: non indagare e non cercare di cogliere in fallo il tuo partner. Se sorprenderai il partner nell'atto di tradirti, tu ne soffrirai, mentre unirai di più i due amanti colti nella colpa. Purtroppo c'è il fascino del proibito: ciò che è turpe piace e se quello che piace provoca anche sofferenza in una persona, il piacere si moltiplica.

Pertanto non cercare di scovare il partner nel luogo dell'adunanza proibita; non controllare il cellulare e non litigare per ragioni di gelosia.

Se litigherai col partner a causa di un altro

uomo o di un'altra donna non farai altro che farli divertire nel momento del loro consesso amoroso. Spesso sono stato testimone di coppie di amanti che ridevano del marito o della moglie gelosi a causa di svariati episodi. Ci sono donne o uomini che, nel momento in cui telefona il partner geloso, fanno addirittura sesso con l'amante, per un puro gioco erotico. Sembrano cose assurde, ma vi assicuro che sono cose reali e la realtà spesso supera anche la fantasia. L'animo umano è complesso e interpretarlo in modo esaustivo è una chimera.

Se vuoi quindi mantenere la tua relazione ignora completamente il rivale. Anche se fosse un conoscente comune, non nominarlo. Se proprio il partner che ti tradisce ti chiede un parere su quella persona, tu parlane bene, dicendo che è una brava persona. Se dirai che è una persona furba, pericolosa, misteriosa, che nasconde qualcosa, non farai altro che aumentare i punti del tuo rivale.

Se ci rifletti è qualcosa di normale. Quando un genitore vuole dare un consiglio a un figlio sul partner ideale, in genere, ottiene l'effetto opposto. L'amore è un sentimento, in parte, irrazionale e quello che non è ideale, spesso attrae di più.

Pertanto tollera il rivale: se userai le tecniche giuste, sarai tu il vincitore.

Se vuoi vincere contro il tuo rivale migliora te stesso e il tuo rapporto: diventa una persona interessante, divertente, sicura di sé. Sii affettuoso, ma allo stesso tempo fai capire che senza quella persona avresti altre mille opportunità. Attrai, secondo i consigli che ti ho dato nei capitoli precedenti.

Ricorda che tu parti in una posizione di vantaggio rispetto al partner. Hai un rapporto consolidato che va crescendo giorno dopo giorno. Il partner magari invece vive il momento della passione iniziale, ma poi tutto finirà e inizieranno le prime divergenze caratteriali. Se il tuo legame sarà forte, il tuo rivale prima o poi soccomberà e tu resterai con la donna o l'uomo che ami.

Che cosa fare se il partner ti confessa di averti tradito e ti chiede perdono?

Come ho scritto sopra, bisogna fare quello che detta il cuore. Se ami quella persona, perché non darle un'altra possibilità? Errare è umano e potrebbe capitare a chiunque di sbagliare. Certo occorre ricostruire il rapporto, la fiducia che si è spezzata, ma nulla è impossibile: conosco coppie che hanno superato questa situazione e sono più affiatate di prima.

Se decidi di recuperare il rapporto, però, devi aver cura di non rinfacciare continuamente all'altra persona il suo sbaglio. Non devi mai chiedere i particolari del tradimento: è meglio non sapere che continuare a soffrire per il passato. Se tocchi le vecchie ferite, esse non si rimargineranno mai.

Se vivrai il presente guardando sempre al passato il tuo rapporto si logorerà, troncherai il legame e soffrirai due volte.

Quindi, è importate creare un nuovo inizio con la persona che ami: hai deciso di perdonare e il passato non esiste più; tra l'altro, il passato non si può cambiare. Quindi lasciamo nell'armadio i nostri scheletri!

Che fare invece se il partner confessa il tradimento, non vuole chiudere la storia con te, ma si sente indeciso su cosa fare?

In questo caso ci sono due diverse situazioni da affrontare. Il primo caso è quando il partner ti chiede un periodo di riflessione. In tale circostanza è scontato che l'esito di tale periodo sarà negativo. Il periodo di riflessione non è altro che una scusa per guadagnare tempo e avere due persone ai propri piedi. In questo caso tronca tu per primo: gioca d'anticipo e segui tutte le strategie che ti spiegherò nel prossimo capitolo.

Se invece la persona che ami, dopo averti confessato il tradimento, ti dice che ha avuto, e ha, un periodo di sbandamento sentimentale, ma non ti chiede nessuna pausa di riflessione, in quel caso, se ami tanto quella persona, perdona e vai avanti.

In questo caso è probabile che il tuo partner ti tradirà ancora. Tu non intercettare gli incontri col rivale, non mostrare gelosia; concedi al partner di frequentare anche l'altra persona. Se litigherai a causa dell'altra persona farai il gioco di quest'ultima.

Se ami alla follia il tuo partner è più saggio condividerlo e giocare ad armi pari. L'amore è una milizia e, con le giuste tecniche, come ti ho spiegato sopra, vincerai contro qualunque rivale. Starà poi a te decidere se ne vale veramente la pena continuare con la persona che ami o no. Ma devi decidere da vincitore, con i tuoi tempi e secondo i tuoi desideri.

Un esempio di gestione del tradimento: io ed Angelica

Per spiegare meglio i suddetti concetti ti racconterò una storia, durata diversi anni, vissuta direttamente da me. Ovviamente ometterò il vero nome della mia ex e qualche particolare non rilevante, per ragioni di privacy.

Erano gli anni in cui frequentavo l'università e, da qualche anno, ero fidanzato con Angelica, una ragazza mora, carina, avvenente e intelligente, che amavo molto. La storia tra noi procedeva, a mio modo di vedere, a gonfie vele: quando uscivamo ci divertivamo, avevamo interessi in comune, non litigavamo mai e ci scambiavamo promesse di amore eterno.

Io mi ero sempre comportato bene con lei ed ero molto stimato, sia da lei che dalla sua famiglia.

Una sera, senza che nulla mi facesse presagire nulla, lei mi disse che mi doveva parlare. Io capii che c'era qualcosa che non andava ed esclamai: «Dimmi!».

Lei, distogliendo lo sguardo dai miei occhi mi disse: «Devo confessarti una cosa brutta che ho fatto. Ho baciato un altro ragazzo. Lui mi ha preso alla sprovvista ed io ho ceduto.»

Io, sconvolto, col cuore che mi batteva a mille, replicai: «Ma mica ha usato violenza?».

«No» affermò Angelica, «Io mi sono lasciata tentare e non l'ho respinto. Sono mortificata. Chiedo il tuo perdono perché ti amo e voglio continuare a stare con te».

Io, che per un attimo avevo pensato che tra noi fosse tutto finito, abbracciandola, dissi, sforzandomi di sorridere: «Ti perdono, ma non farlo mai più. Io ti amo!» Ci scambiammo nuove promesse di amore e poi decidemmo di cenare in una pizzeria parlando di altre cose più piacevoli. Ovviamente non chiesi i particolari del tradimento: conoscerli sarebbe servito solo a litigare.

Non vi nascondo, cari lettori, che, tornato a casa, mi sentii cadere il mondo addosso. Avevo letto per anni libri di seduzione e sui rapporti di coppia e sapevo benissimo che, quando una donna tradisce, difficilmente manca il coinvolgimento, l'aspetto emozionale e sentimentale con l'amante. E poi ero proprio sicuro che fra loro ci fosse stato solo un bacio?

Che cosa avrei potuto fare? Lasciarla? La risposta che diedi dentro di me fu:

«Assolutamente no. Io la amo troppo e non vedo il mio futuro che accanto a lei». Quindi decisi di continuare pur essendo consapevole di avere un rivale. Mi convinsi che forse sarei riuscito a recuperare il rapporto e che quel bacio era stato un errore senza conseguenze. In realtà già dubitavo che Angelica mi avrebbe potuto tradire nuovamente.

Per i due mesi successivi nessuno di noi due accennò al problema che c'era stato e proseguimmo la nostra relazione. Io cercai di essere ancora più dolce, romantico e affidabile di un tempo. Non mi mostrai geloso e cercai di evitare totalmente i litigi. Cercavo poi in tutti i modi di farla divertire e di dimostrare ogni giorno il mio amore.

In realtà, segretamente, riuscii a trovare delle informazioni sul mio rivale da amici comuni. Lui era un tipo abbastanza carino e divertente, ma, come persona, valeva molto meno di me.

Tuttavia aveva fatto breccia nel cuore di Angelica e dovevo combattere con tutte le armi a mia disposizione.

In primo luogo sapevo che partivo in vantaggio, in quanto lei mi aveva "scelto" per anni.

Ebbi l'impressione che lei mi tradiva: a volte aveva la testa tra le nuvole; a volte gli autobus facevano un ritardo "strano"; altre volte lei riceveva delle telefonate che interrompeva senza rispondere. Erano sintomi chiari di un nuovo tradimento.

Un giorno la seguii senza farmi scoprire e i miei sospetti divennero certezze: la vidi insieme a lui che rideva, scherzava e si baciavano.

Anche in questo caso, decisi di non affrontare la situazione e di continuare come se nulla fosse successo. Non ero pronto a perdere la persona che amavo, con cui avevo costruito tutti i sogni del mio futuro.

Una sera arrivò il momento temuto, ma allo stesso tempo previsto.

Angelica mi disse: «Già da tempo avrei dovuto dirti che io mi vedo con un'altra persona. Io ti amo e non voglio perderti, per questo non te l'ho detto fino ad ora. È giusto, però, che tu lo sappia. Sono in un momento di crisi perché credo di provare dei sentimenti anche per l'altra persona». Detto questo, scoppiò in lacrime.

Ci abbracciamo e restammo in silenzio per alcuni minuti.

Poi io replicai: «Per quello che mi hai detto probabilmente sarebbe normale reagire male. Ma io sento di amarti ancora e non sono pronto a perderti. Ho un accordo da proporti, in modo da soffrire il meno possibile».

Lei mi guardò dubbiosa e chiese: «Che tipo di accordo?».

Distogliendo lo sguardo dai suoi occhi risposi: «Propongo che noi ci continuiamo a vedere due volte a settimana, facendo le stesse cose di sempre. Tu potrai continuare a vedere chi vuoi e capire quali sentimenti provi. Anche io mi dedicherò di più agli amici ed altri interessi. La ritengo la migliore soluzione per non soffrire».

Sorpresa da questo discorso Angelica replicò: «Ma sicuro che ti basta questo? Forse non è giusto».

A questa obiezione io risposi: «Io ti amo e con questa soluzione quasi non mi accorgerò di quello che sta succedendo. Quindi sono sicuro».

Dopo un minuto di riflessione lei mi disse: «Ok, affare fatto! Se per te va bene, sono più tranquilla anche io».

Come avevo previsto l'accordo non ebbe un grande contraccolpo sul nostro rapporto, anche perché io, come al solito, non mi mostrai geloso e cercavo di valorizzare al massimo i momenti che trascorrevamo insieme. Anche nell'intimità mi sembrava che nulla fosse cambiato.

Nel frattempo mi iscrissi in palestra, iniziai un corso di teatro, uscivo di più con i vecchi amici. Inoltre curavo molto il mio look e leggevo libri di seduzione.

Tuttavia, nel mio intimo, da un lato, ero geloso e dall'altro iniziavo a chiedermi se ne valesse veramente la pena continuare.

Una sera, dopo dei momenti di intimità, lei mi disse: «A volte mi sento in colpa nei confronti dell'altra persona. Lui soffre che mi vedo con te.»

A quel punto, con tono alterato risposi: «Ma lui quando si vedeva con te durante il nostro fidanzamento, mica si è mai preoccupato per me? Anzi, lo immagino anche ridere di me, che non mi accorgevo di nulla!».

Riflettendo un attimo e accennando un tenue sorrisetto lei replicò: «Dimentica quello che ho detto: il mio era solo uno stato d'animo passeggero».

Quello che era avvenuto era abbastanza allarmante: i sentimenti per l'altra persona stavano aumentando. Le parole non servivano a nulla e dovevo trovare una strategia per non perdere Angelica.

La sera successiva, uscendo col mio amico Antonio sul lungomare di Salerno, mi capitò l'occasione che stavo cercando. Il mio amico mi fece notare una bellissima biondina che mi guardava e mi spronò ad andare a conoscerla. Lei mi accolse subito con un sorriso e mi bastò solo presentarmi per intavolare un discorso divertente e seduttivo.

La sera dopo uscii con questa nuova ragazza avendo cura di farmi vedere in un luogo molto affollato, dove, in teoria, avrebbe potuto vedermi anche Angelica.

Mi vide, invece, la sorella di Angelica e, in quel momento, volutamente, presi per mano la biondina carina con cui ero uscito. Fui certo che Angelica sarebbe stata avvertita; questo mi diede una soddisfazione enorme.

La reazione di Angelica fu peggiore di quella che mi sarei aspettato. Appena mi vide, quasi urlando, mi disse: «Non hai perso tempo a sostituirmi! Ti piace la biondina? Te la sei baciata?»

Io, sorridendo maliziosamente, replicai:

«Angelica, stai calma! Ma ti rendi conto che tu stai avendo una relazione con un altro ragazzo ed io non ti ho mai fatto una scenata di gelosia? Non sono libero anche io di uscire con un'altra?».

Con gli occhi che lampeggiavano di ira lei esclamò: «Ma quella che frequenti tu è una donnaccia! Poi non è più vero che io frequento un altro. Proprio oggi pomeriggio mi sono lasciata con lui. L'ho fatto piangere molto perché gli ho detto che l'unico che amo sei tu». «E quindi?» replicai io con una certa soddisfazione.

«E quindi ora possiamo tornare insieme: io ora so chi amo. Ma non devi vedere mai più la biondina» disse lei con voce alterata.

Cercando di celare un sorriso le risposi: «Dammi un giorno per pensarci. In questi mesi sono successe molte cose e voglio riflettere!».

Malgrado i pianti e i lamenti di Angelica, le comunicai la mia decisione positiva solo il giorno dopo.

Cari lettori, che dite, meritava una piccola punizione? Io mi sentii di dargliela.

Il nostro rinnovato fidanzamento durò poco più di un mese. Lei una sera mi comunicò che mi aveva tradito di nuovo. Io me lo aspettavo e proposi di nuovo l'accorso passato. Lei accettò e ci continuammo a vedere per alcuni mesi, come in precedenza.

Nel frattempo però dentro di me stavano diminuendo i sentimenti nei confronti di Angelica e, soprattutto, ormai ero certo che non potevamo avere un futuro. Andavo avanti con lei solo per abitudine, per inerzia.

Arrivò quindi il momento in cui mi innamorai di un'altra ragazza, di nome Fiorella, carina, dolce e seria.

Comunicai quindi ad Angelica la decisione di non volerla vedere più, in quanto mi ero fidanzato con Fiorella.

Angelica, disperata mi disse: «Ti prego, non farmi questo. Ti giuro, ho lasciato lui. Io ti amo!». Ma io fui irremovibile nella mia decisione.

Allora lei continuò dicendomi: «Almeno continuiamo con il nostro accordo. Quando soffrivi per me io ci sono sempre stata. Ora tu mi vuoi lasciare completamente!»

Io, però, replicai: «Chi mi ha tradito dopo quattro anni sei stata tu. Ed anche il tuo lui ha contribuito alla nostra rottura. Non meritava nessun rispetto! Chi merita rispetto è Fiorella, che è ignara di tutte le nostre relazioni complicate. Mi dispiace, quello che ti posso offrire ora è solo amicizia. E non sono disposto più ad uscire da soli. Ora ho una fidanzata!».

Angelica, come tante mie ex fidanzate, mi avrebbe richiamato varie volte per tornare insieme. Ma questa è un'altra storia e la si dovrà raccontare un'altra volta.

Come riconquistare l'ex partner

Una rottura di una relazione è sempre un momento negativo, particolare, a volte drammatico, soprattutto per chi viene lasciato.

Questo capitolo è proprio dedicato a chi si trova in questa situazione e si sente perso, inutile, infelice, senza una prospettiva.

Conosco questa situazione perché ci sono passato più volte.

La cosa positiva è che con le giuste tecniche, si possono recuperare il novanta per cento delle relazioni. Inoltre, più il rapporto è durato a lungo, maggiore è la probabilità di recuperare.

Caro lettore, cara lettrice, se ti trovi nella situazione sopra descritta, non abbatterti e segui quello che sto per dirti. Con la mia esperienza personale e con i miei studi in materia di psicologia della coppia, sarai in grado di recuperare la persona amata.

La prima regola che devi seguire se sei stato appena lasciato è quella di non chiamare l'ex: ignoralo completamente, non telefonargli e non incontrarlo. Se tempesterai di telefonate o andrai a implorare il tuo ex partner di tornare con te, otterrai l'effetto opposto. A chi piace una persona che va a mendicare amore? Questo comportamento è all'antitesi della seduzione. Se farai questo il tuo ex partner sarà ancora più convinto della decisione presa e le speranze di recuperare si ridurranno al lumicino.

Ti occorre quindi un periodo di riflessione per capire i motivi della rottura e se ne vale la pena recuperare. Come ho scritto sopra, se le cause della rottura derivano da dissidi sui valori della vita, forse non vale la pena farlo. Tuttavia sei tu l'artefice della tua vita e sei libero di voler recuperare comunque il rapporto.

Come secondo passo fondamentale al fine di recuperare il rapporto, ma anche per sentirti meglio in generale, occorre ricostruire l'autostima e il benessere spirituale, che sono stati sminuiti dall'abbandono.

Per fare questo occorre creare o ricreare relazioni sociali e dedicarsi a nuovi interessi.

Anche durante un rapporto di coppia occorrerebbe non trascurare gli amici e le relazioni sociali. Tuttavia, se non hai agito così, è il momento di dedicarsi di più alle amicizie di vecchia data e soprattutto è il momento di uscire.

Lo so, i primi giorni della rottura non si ha

l'umore adatto per uscire e magari anche piangere o ascoltare canzoni tristi può aiutare a scaricare la tensione.

Tuttavia bisogna presto organizzarsi e uscire per dedicarsi a cose piacevoli come il ballo, il cinema, la frequentazione di pub e ristoranti, gite fuori porta.

Occorre poi crearsi dei nuovi interessi, anche al fine di conoscere persone nuove. Dedicarsi a nuovi hobby è fondamentale. Ci sono centinaia di cose che possono renderti più felice: viaggiare, fare teatro, iscriversi ad un'associazione culturale. Se non lo si fa già, è opportuno iscriversi in palestra, anche al fine di migliorare il proprio aspetto fisico.

Bisogna superare i propri limiti. Se ti piace ballare, ma sei timido, devi superare questo limite. Se vuoi viaggiare, non aspettare di essere ricco per farlo. Non rimandare le occasioni per essere felice.

Conosci nuove persone, anche sconosciuti. Mostrati allegro e scherzoso e sorridi a tutti. Per il principio di reciprocità vedrai che aumenteranno gli amici e la tua sfera di influenza sociale.

Dopo qualche settimana ti sentirai già meglio

e avrai creato già nuove amicizie.

Approfitta ora per inserire sui social network qualche foto che ti ritrae sereno e in buona compagnia.

Mentre i giorni successivi alla rottura non è consigliabile pubblicare nulla, quando ci si è ripresi è opportuno, senza esagerazioni, pubblicare delle foto in cui si appare sereni. Ma perché tutto questo?

Come dicevo sopra, l'ex partner nelle prime settimane dopo la rottura non deve avere più notizie di te. Deve chiedersi che fine hai fatto.

Successivamente vedrà, ad esempio su Facebook, qualche foto in cui sprigioni serenità e si renderà conto che la tua vita non dipende dalla sua. Si inizieranno a innescare in lui i meccanismi della curiosità e gelosia, che porteranno poi alla riconquista del partner. Non è opportuno, in questo momento, postare foto con altre donne o con altri uomini: potrebbe essere interpretato dall'ex partner come un qualcosa per fare ingelosire lui o lei. Quindi, siate in questo momento moderati sui social.

Ma per quanto tempo bisogna ignorare l'ex? Numerosi studi di psicologia suggeriscono di tentare il primo contatto dopo un mese. Dalla mia esperienza andrebbero bene anche tre settimane.

Cosa fare se intanto il partner non si è fatto vivo e con quale mezzo instaurare il primo contatto?

Il mezzo più idoneo e discreto è un sms o simili perché permette di avere un approccio indiretto e di avere maggior tempo per affinare la strategia di riconquista.

Invece che di elaborare un elenco accademico su come agire per riconquistare il partner, in questa fase, preferisco raccontarvi due storie di riconquista da me vissute direttamente.

Come ho riconquistato Lara

Diversi anni fa, dopo quasi un anno di fidanzamento, Lara mi lasciò per telefono. Certo, abitavamo a diversi chilometri di distanza, ma essere lasciati per telefono non è bello. Pertanto, dopo aver protestato, ottenni di vederla dal vivo per capire meglio i motivi della rottura.

Io amavo molto Lara, ma, riflettendo, pensai che mi ero sottomesso troppo a "mendicare" un incontro. Per tale motivo ritelefonai e le dissi che non c'era più bisogno dell'incontro. Lei non se lo aspettava e mi disse che le cause della rottura erano che io avevo un carattere troppo tradizionalista e legnoso. A quel punto io, offeso, le dissi allora di trovarsi un altro e chiusi la conversazione telefonica.

A quel punto, dopo qualche ora, mi chiamò la cugina di Lara, Sara, che mi disse: «Francesco, Lara ti dà l'opportunità di vederla e tu non vai all'appuntamento!» A quelle parole io replicai: «Ma lei ha già deciso: è inutile!» Quindi Sara esclamò: «Ma allora è vero che sei legnoso!».

Con Sara, che era sposata ed era molto più grande di noi, avevo un rapporto speciale: mi confidavo e spesso andavo anche a casa sua, in quanto abitavamo vicino.

I primi giorni dopo la rottura furono per me pessimi: piangevo e ascoltavo le canzoni più tristi di Marco Masini e Gatto Panceri. Avevo una voglia matta di chiamare Lara, ma sapevo che non ero né dell'umore giusto né era la strategia giusta.

Dovevo fare qualcosa e decisi di cambiare look: andai dal parrucchiere per uomo e mi feci fare i capelli ricci. Mi comprai dei vestiti alla moda, mi iscrissi a judo e ricominciai a uscire.

Con il mio amico Antonio iniziammo a fermare a caso tutte le ragazze che incontravamo sul lungomare di Salerno e questo mi fece stare bene: riuscii a conoscere nuove ragazze e a migliorare la mia autostima. Quando si suscita interesse in una donna, fa sempre piacere.

Non pubblicai nulla di me sui social network e quindi sia Lara che Sara non avevano più nessuna mia notizia.

Non riuscivo a dimenticare Lara e il dolore per la sua perdita, malgrado le mie distrazioni, aumentava. Dovevo fare qualcosa.

Dopo tre settimane di silenzio decisi di mandare un sms strategico.

Le scrissi così: «Ciao Lara. Ho riflettuto a lungo sulle parole che mi hai detto e concordo con te che ho un carattere troppo legnoso. Condivido quindi la tua decisione di lasciarci. Con te ho trascorso i momenti più belli della mia vita. Mi mancherai. Francesco».

Inutile dire che, dopo quel messaggio, stavo ogni secondo al cellulare per controllare se c'era una sua risposta. Mi torturavo pensando che, forse, avevo scritto un messaggio stupido. Perché scrivere quelle cose se invece avrei voluto dirle: «Muoio senza di te!»?

Per mia fortuna l'attesa non fu troppo lunga. Dopo un paio d'ore vibrò il mio cellulare e quando vidi il nome di Lara il mio cuore cominciò a battere all'impazzata.

Lei mi scrisse: «Sono sorpresa di quello che scrivi, ma al tempo stesso contenta che hai riconosciuto i tuoi errori e che hai condiviso la mia decisione. Io sono stata triste qualche giorno e mi chiedevo come stai. A volte rifletto sul fatto che la nostra storia avrebbe potuto avere un epilogo diverso».

Fui molto contento di ricevere la sua risposta. Non è affatto scontato che una ex ragazza ti risponda.

Analizzai dettagliatamente il messaggio di Lara, che mi sembrò contraddittorio. Da un lato era contenta che accettavo la sua decisione; dall'altro rifletteva su diversi eventuali epiloghi della nostra storia. In ogni caso, mi chiedeva come stessi e dovevo rispondere.

Decisi di non rispondere subito, anche per non apparire remissivo.

Il giorno dopo le scrissi: «Anche io sono stato triste alcuni giorni, ma ora sto bene e sto uscendo quasi ogni sera. Grazie per la risposta.

Ci aggiorniamo».

Per quel giorno non sentii più Lara.

Il giorno dopo, però, mi telefonò la cugina Sara. Mi chiese come stavo e se volevo andare a vedere un film a casa sua. Feci finta di essere indeciso, ma poi accettai. In realtà non aspettavo altro che un'occasione simile! Sara era molto legata a Lara e, come minimo, sarebbe stata un'occasione per avere informazioni sulla mia amata.

Mi preparai minuziosamente per l'appuntamento: indossai vestiti alla moda, un profumo ricercato, mi sistemai i capelli applicando gel e spuma.

Appena arrivai a casa di Sara, ebbi come un'apparizione e il mio cuore cominciò a battere all'impazzata: Lara era lì.

Ci salutammo con una stretta di mano ed io esclamai: «Lara, anche tu qui!?»

«Certo, sto da mia cugina e anche a me piacciono i film. Ma che hai combinato ai capelli?» chiese lei.

«Ho deciso di cambiare look. C'è chi apprezza» risposi in tono malizioso.

«Eh, dicono tutti così» attaccò in tono quasi di sfida. «Comunque come stai e cosa stai facendo di bello?» continuò lei.

«Mi sono iscritto in palestra, sto uscendo con gli amici e ho trovato lavoro» affermai io sorridendo.

«Non ci credo. Che tipo di lavoro?» indagò lei.

«Sto facendo il playboy. Sto frequentando un corso sia teorico che pratico. Certo, sono ancora alle prime armi, ma non me la cavo male» dissi in tono allusivo.

«Non ci credo nemmeno se lo vedessi con i miei occhi! Tu?» esclamò lei divertita.

«Eh nella vita tutto cambia. Poi sicuramente mi sono scelto una dolce arte» dissi io divertito.

La conversazione si svolse in questo modo scherzoso per tutta la serata ed ebbi cura di non accennare nulla sulla rottura del nostro rapporto.

Ci sedemmo tutti sul divano e cominciammo a vedere un film. Sara chiese che tipo di film volessimo vedere: io votai per un film horror, Lara per una commedia romantica. Ovviamente Sara accontentò la cugina.

Durante il film ebbi quasi la sensazione che Lara mi sfiorasse la gamba. In ogni caso mi imposi di non avere nessun contatto fisico con lei. Doveva sentire la mancanza della mia pelle. Escogitai al momento anche una messa in scena che avrebbe potuto giovare alla mia causa.

Mandai un sms al mio amico Antonio scrivendogli: «Mi serve un favore urgente. Fammi telefonare dalla tua amica Federica e fammi chiedere con voce sensuale quando ci vediamo. Sono con Lara e la vorrei fare ingelosire».

Dopo circa mezz'ora, durante una scena d'amore del film, ricevetti una telefonata. Risposi e una voce femminile mi chiese: «Francesco, ma allora quando ci vediamo? Dopo riesci a venire al solito bar?». Risposi io con tono serio: «Ora sono al cinema, ti chiamo più tardi o domani. Buona serata!».

Ebbi cura di inserire per un secondo il vivavoce. In ogni caso la voce femminile era chiaramente percepibile alle due cugine.

Lara non disse nulla, ma si vedeva che i suoi occhi erano turbati. Ebbi quasi l'impressione che lampeggiassero. Non mi soffermai comunque a guardarla negli occhi, per evitare di tradirmi: dovevo essere serio e non ridere a tutti i costi.

A fine serata dovevo escogitare un modo

strategico per chiudere la conversazione.

Quando lei mi salutò facendomi capire che mi avrebbe dato un bacio sulla guancia, le diedi solo la mano. E quando lei mi disse: «Ci vediamo al prossimo film casuale!» io le risposi: «Certo, tra un anno o due!».

Ebbi la sensazione che la serata fosse andata meglio del previsto. Ma non dovevo eccedere nell'ottimismo: dovevo continuare nella mia opera di riconquista.

Decisi di postare su Facebook una foto in cui ero abbracciato con una mia bellissima amica. Sorridevamo tutti e due e, anche se lei in realtà era fidanzata ed era davvero solo una mia amica, la foto poteva apparire ambigua. Poi, dalla mia esperienza, sapevo che una donna gelosa vede delle rivali anche nelle foto più innocenti.

Il giorno dopo ci fu un silenzio assoluto. Lei non si fece sentire e iniziavo a pensare di aver esagerato nel pubblicare su Facebook una foto con un'altra ragazza.

Il giorno successivo, però, con mia grande sorpresa, ci fu la svolta.

Lara mi mandò un sms dicendomi: «Ciao Francesco. Ho ripensato a noi e mi sono resa conto che ti ho detto delle cose che non pensavo. Sono ancora in tempo per chiederti di vederti? Stasera sei libero?».

Subito pensai nella mia mente che il miracolo era avvenuto: ero felicissimo!

Risposi: «Non sono libero, ma credo di potermi liberare. Ti faccio sapere dopo a che ora e dove ci vediamo».

Mi preparai nei minimi dettagli: preparai un discorso simpatico e indossai una giacca verde molto carina. Ebbi anche il tempo di portare la mia automobile all'autolavaggio.

Il paese dove viveva Lara distava quaranta chilometri da Salerno, la mia città. Arrivato a tre chilometri dal luogo dell'appuntamento con Lara, vidi una bellissima ragazza mora che faceva l'autostop: aveva un viso carino, un fisico perfetto e indossava una minigonna molto attraente. Decisi di darle il passaggio. Dopo avermi indicato dove doveva andare mi chiese: «Tu non sei del posto. Che ci fai qui?»

«Vado dalla mia fidanzata» risposi io notando una certa delusione nei suoi occhi.

In ogni caso, quando arrivò alla sua destinazione la ragazza carina mi disse: «Comunque sei davvero un bel ragazzo!».

Attese qualche secondo in macchina la mia risposta, ma io risposi soltanto: «Grazie!»

Con il senno di poi, pensai che forse avrei potuto chiedere il suo numero di telefono. Ma in quel momento amavo troppo Lara e fu giusto così.

Arrivò il momento in cui mi incontrai con Lara. Non l'avevo mai vista così bella: si era preparata alla perfezione, aveva un sorriso paradisiaco e il suo sguardo era talmente innamorato da farmi perdere il lume della ragione.

Ci abbracciamo subito senza dire nulla e ci scambiammo un bacetto sulle labbra più eloquente di mille parole.

Poi io le chiesi scherzando: «Allora sono legnoso?».

«Molto» scherzò anche lei. Poi esclamò: «Ti amo!».

«Io di più» le risposi.

Quella sera mi ero scritto su un foglio una serie di cose da dirle.

Ma alla fine non dissi nulla. Le nostre bocche furono troppo occupate ad abbeverarsi delle magie dell'amore.

Come ho riconquistato Marta

Ora vi racconto un'altra storia vissuta direttamente da me.

Marta, dopo due anni di fidanzamento mi aveva lasciato. Il motivo era che lei non provava più gli stessi sentimenti di una volta e il nostro rapporto era diventato troppo monotono. Per riavvicinarmi a lei feci tutto quello che non bisognerebbe fare: la supplicavo di tornare con me, chiedevo scusa per averla trascurata, la tempestavo di messaggi sul cellulare.

Lei mi bloccò sui social, mi mandò un sms in cui mi supplicava di lasciarla in pace e mi fece telefonare addirittura dalla mamma per farmi dire che non dovevo più disturbarla.

Dovevo cambiare strategia: continuando così rischiavo non solo di perderla per sempre come fidanzata, ma di perdere anche il suo saluto.

Rinsavii e decisi di agire come consigliano gli psicologi della seduzione.

Per circa tre settimane scomparsi dalla circolazione e non la contattai nel modo più assoluto. L'unico scambio di sms fu con la sua amica Laura, che mi chiedeva come stavo e cosa stessi facendo. Anche in questo caso diedi una risposta fredda, di cortesia.

Mandai dunque a Marta un sms in cui mi dichiaravo concorde nel chiudere il nostro rapporto, riconoscevo i miei errori e ammettevo che mi sarebbe mancata tanto, in quanto avevamo vissuto momenti indimenticabili.

Passarono i giorni e non ci fu nessuna risposta.

Dovevo quindi trovare una strategia diversa. Dovevo incontrarla, ma allo stesso tempo far sembrare il tutto puramente casuale. Dovevo trovare l'occasione adatta.

Intanto per caso vidi su Facebook un post in cui Laura, l'amica di Marta, diceva di stare impazzendo per prepararsi l'esame di procedura penale: lo aveva già sostenuto più volte, con esito negativo. Io ero da poco laureato in giurisprudenza e avevo avuto il massimo dei voti in quella materia.

Mi offrii quindi di aiutarla, dicendole che era una materia che mi piaceva, che mi sarebbe servita anche per i concorsi e che mi faceva piacere ascoltarla al fine di farle superare l'esame. Mi impegnai al massimo ripassandomi l'esame in maniera approfondita: per un mese le spiegai tutte le lezioni di procedura penale e la ascoltavo e riascoltavo con attenzione.

Quando lei mi voleva parlare della mia ex, le dicevo che preferivo non parlarne e che era una storia chiusa.

Un giorno ebbi un invito a partecipare a una festa di compleanno da parte di Viviana, un'amica in comune: mi disse che ci teneva alla mia presenza, che non dovevo farmi condizionare qualora fosse stata presente anche Marta e che potevo portare un amico con me. Le dissi che, anche se avevo anche un altro impegno, sarei passato alla festa.

Quel pomeriggio, tra l'altro, andai ad ascoltare le lezioni di procedura penale a casa di Laura, la quale mi disse che sarebbe andata alla festa con Marta. Io le risposi che non sapevo ancora se ci sarei stato.

Pensai dunque alla strategia che dovevo seguire per guadagnare punti con Marta.

Arrivai alla festa di Viviana con molto ritardo, quando tutti già stavano ballando, ma prima della torta. Antonio, il mio amico esperto di seduzione, era con me. Ci avvicinammo prima alla festeggiata, facendole gli auguri di buon compleanno e poi salutammo Marta e

Laura. Dissi a Laura: «Ah, invece di studiare ti concedi ai bagordi notturni. Domani ti boccio».

Rispose Laura scherzando: «Non ti preoccupare, saprò come farmi perdonare».

Alla mia ex Marta porsi solo la mano e le chiesi: «Come va?».

«Bene» ripose lei «è una bella festa, con una buona musica».

«Mi fa piacere» dissi io «A dopo!».

Io e Antonio quindi ci allontanammo, prendemmo velocemente qualcosa da mangiare e da bere e ci dirigemmo verso la pista da ballo.

C'erano diverse ragazze allegre e carine: valeva la pena tentare di approcciarle. Antonio conosceva la mia strategia e, dopo aver sondato il terreno, ci avvicinammo alle due ragazze che più delle altre ci guardavano e ci avevano dato segnali positivi sorridendo in maniera invitante. Non dovemmo fare altro che dire il nostro nome e già iniziammo a ballare con movimenti sexy. Antonio, come di consueto, iniziò anche a baciarsi; io invece mi accontentai di ballare abbracciato alla ragazza appena conosciuta e di divertirmi. Nella strategia che avevo ideato non potevo andare oltre.

Ogni tanto facevo sbirciare ad Antonio che

cosa stessero facendo Marta e Laura. Lui mi riferì che più volte le aveva viste guardarci sorprese.

Subito dopo il momento della torta, feci finta che mi telefonavano. Salutammo velocemente la festeggiata e scappammo via. Inutile dire che, nell'andare via, non degnammo nemmeno di uno sguardo Marta e Laura.

Il giorno dopo, quando Laura mi chiese spiegazioni per la mia freddezza, le dissi che non mi faceva troppo piacere rivedere la mia ex, che tra l'altro, non mi aveva risposto all'ultimo messaggio. Mi chiese anche se avevo in programma di uscire con la ragazza che avevo conosciuto la sera prima ed io le dissi, con un sorrisetto, che ero indeciso.

Dopo qualche ora mi arrivò il seguente sms: «Ciao, sono Marta. Mi ha fatto piacere rivederti ieri sera. Volevo chiederti scusa perché l'altra volta non ti ho risposto al messaggio. Credevo di averti risposto, invece me ne ero completamente dimenticata».

Decisi di non risponderle subito. Anche lei, tra l'altro, mi aveva fatto aspettare abbastanza per la sua risposta.

Dopo due giorni le risposi:

«Non preoccuparti, Marta. Me ne ero quasi dimenticato! Baci. A presto».

Lei subito replicò: «Ovviamente concordo nel restare amici. Baci anche a te!».

Decisi di non rispondere.

Nel frattempo, anche grazie al mio impegno, Laura superò l'esame con ventisette, un ottimo voto. Mi ringraziò offrendomi una cena in un ristorante e mi chiese se volessi essere pagato. Io risposi in tono quasi offeso dicendole che l'avevo seguita per amicizia e facevo queste cose solo per amicizia. Trascorremmo una serata piacevole e spensierata. Dopo aver gustato un ottimo dolce Laura mi chiese se avessi sentito la sua amica. Io le dissi dello scambio di sms e lei, informandomi del fatto che Marta doveva sostenere l'esame di diritto civile, mi chiese se fossi stato disposto ad aiutare anche lei. Io finsi di non esserne tanto entusiasta, ma le dissi che, se fosse stata lei a contattarmi, avrei accettato.

Come previsto, dopo qualche giorno, Marta mi mandò il seguente sms: «Ciao. Come stai? Ho dei problemi con l'esame di diritto civile e mi chiedevo se avresti potuto aiutarmi».

Dopo due ore risposi: «Va bene, accetto a due

condizioni: la prima è che iniziamo subito perché il tempo è poco ed io ti devo garantire il risultato positivo dell'esame; la seconda è che se non studi, come sai, ti punisco».

Devi sapere, cara lettrice o caro lettore, che avevo già aiutato in passato Laura e, quando lei non studiava a sufficienza, fingevo di punirla con uno schiaffetto nei momenti di intimità. Ogni coppia ha il suo linguaggio caratteristico e, con questo sms, evocai sicuramente vecchie emozioni.

In ogni caso, lei accettò le mie condizioni e il giorno dopo ero già a casa sua. I primi giorni mi mostrai abbastanza freddo e professionale. Cercavo di evitare il contatto fisico e le allusioni dirette al nostro precedente fidanzamento.

Nel frattempo uscivo con ampie comitive, postavo foto sui social network e mi circondavo di dolci amiche.

Spesso, mentre ero con Marta, mi arrivavano sms o telefonate di amiche con cui dovevo uscire la sera. Queste circostanze, notai, infastidivano Marta; ma era proprio quello il mio scopo.

Lei a volte chiedeva se a contattarmi erano

mie amiche, con tono allusivo. Io minimizzavo rispondendo che erano amiche, conosciute da poco, della comitiva di Pino, un nostro amico comune, che mi chiedevano un passaggio in auto.

Una sera vidi che Marta mi fissava il collo in maniera insistente.

«Perché mi fissi?» le chiesi.

«Perché hai il collo sporco di rossetto. Vedo che non hai perso tempo a sostituirmi con un'altra ragazza!» rispose alterata la mia ex.

Prese uno specchio e mi fece notare che era proprio come diceva lei.

Mi venne in mente che poche ore prima ero stato a colazione con due carissime amiche con cui non c'era mai stato nulla, ma, per divertimento, mi baciavano ed io baciavo loro, anche sulle labbra.

Raccontai a Marta che era stato tutto uno scherzo, ma lei non sembrò credermi. Cambiai dunque argomento e poi tornammo alle nostre lezioni di diritto civile. Ovviamente avrei potuto farle notare che non eravamo più fidanzati, che era stata lei a lasciarmi e avevo tutto il diritto di baciarmi con chi volevo. Tuttavia non era il mio scopo creare un conflitto. Anzi, senza volerlo, stavo suscitando gelosia e questo avrebbe potuto giovarmi.

Ricordai, tra l'altro, che quando ci fidanzammo io ero indeciso tra lei ed una mia ex che si era fatta risentire. Lei quasi mi supplicò di sceglierla. Tutto nacque da sentimenti di gelosia e tutto si stava riappianando con gli stessi sentimenti, da parte di Marta.

Il giorno dopo la mia ex mi accolse truccata come una top model, con un profumo fruttato e con il corto vestitino a fiori che tanto mi piaceva in passato.

Si sedette di fronte a me e mi chiese: «Giurami che non c'è un'altra ragazza!»

Intanto le sue gambe toccavano le mie e le sue mani mi sfioravano.

«Giuro che ti amo!» risposi io.

E ci abbandonammo ai baci e agli abbracci più dolci che ci eravamo mai scambiati. E dopo ore ed ore non eravamo sazi. La passione era alle stelle ed eravamo più uniti di prima.

Qualche giorno dopo, però, in un momento di intimità diedi a Marta uno schiaffetto più forte. Dopo avermi lasciato lo meritava: ma stranamente, fu per lei come un dono!

Conclusioni

Caro lettore, cara lettrice, se vivi un rapporto di coppia, questo manuale ti offre molti spunti su cui riflettere per migliorare o risanare la tua relazione.

Ho scritto questa guida per aiutarti a vivere il tuo rapporto sentimentale con maggior entusiasmo, armonia e serenità.

Parti dal presupposto che non potrai mai conoscere completamente il tuo partner perché ogni persona ha la sua anima segreta, la sua unicità. Questo non è necessariamente negativo, in quanto ci saranno sempre nuove sfide, cose nuove da scoprire in modo tale da non dare per scontato nulla e non cadere nella monotonia.

Come ho detto sopra, bisogna essere amabili se si vuole essere amati. Occorre cercare di evitare le liti e cercare di risolvere i conflitti attraverso la mediazione e il compromesso.

Occorre curare poi l'elemento emozionale: anche se la tua relazione dura da diversi anni bisogna saper attrarre la persona amata. Per attrarre bisogna talvolta distaccarsi: attrae, in generale, una cosa lontana, ritenuta preziosa. Pertanto suscitare un pizzico di gelosia a volte è salutare. La seduzione è un'arte che va coltivata non solo nel momento iniziale di un rapporto, ma per tutta la durata della relazione. Se ci si culla sugli allori pensando che la relazione duri in eterno senza curarla, si rischia di comprometterla per sempre.

Mi sono poi soffermato in particolare, anche attraverso le mie vicende personali, sulle strategie di riconquista del partner che ha troncato un rapporto.

Con queste strategie, se non farai errori, nella quasi totalità dei casi, recupererai il rapporto e ritroverai la felicità. Più la relazione è stata lunga, più le probabilità di recupero si avvicineranno al cento per cento.

Abbiamo esaminato due casi: il primo, in cui il dialogo, malgrado la rottura, non si è mai spezzato del tutto. E abbiamo visto che qui le strategie di recupero sono abbastanza agevoli se si seguono le tecniche che insegno.

Abbiamo poi analizzato il caso in cui il partner ha rotto qualsiasi genere di contatto. In questo caso il recupero è più lento e bisogna ricominciare dall'amicizia, dopo essere riusciti, con le dovute strategie, a ricucire il dialogo.

In entrambe queste situazioni occorre usare delle tecniche emozionali e ipnotiche mutuate dalla psicologia. Bisogna stimolare nel partner una sostanza che si chiama ossitocina, per spingerlo direttamente tra le tue braccia. Come ho spiegato sopra, per stimolare questa sostanza, occorre agire in tre direzioni: rievocare i ricordi e le situazioni positive che hanno permesso all'inizio al partner di legarsi a te; dominare mentalmente il partner, attraverso il principio di scarsità, facendogli capire che si è diventati una persona migliore, di successo e con molti ammiratori; infine bisogna saper attrarre sessualmente il partner con le giuste parole e azioni.

Con queste tecniche l'ex partner non avrà altro desiderio che tornare tra le tue braccia.

Questo libro è stato elaborato al fine di fornire una guida su come migliorare o salvare il tuo rapporto di coppia e su come riconquistare il tuo ex partner a seguito della rottura della relazione.

Ricorda, tuttavia, che un insieme di parole,

scritte in un libro o in una guida, non possono cambiare la tua vita se i concetti descritti non vengono messi in pratica. La conoscenza senza l'azione non porta a risultati. Pertanto ti invito a rileggere più volte questa guida e a metterla in pratica ogni giorno.

Caro lettore, come puoi immaginare, il passaparola, la condivisione ed i commenti sono molto importanti per un autore. Per questo ti chiedo, se ti è piaciuta questa guida, di scrivere una recensione a questa mia opera.

Se hai qualcosa da chiedermi in privato, un caso specifico da sottopormi e vuoi un mio consiglio puoi contattarmi – oltre che sui miei profili Facebook ed Instagram – al seguente indirizzo e-mail: koatiyah@hotmail.it. Ti faccio questo piccolo dono: la mia consulenza gratuita.

Se vuoi approfondire la tematica della seduzione ti consiglio di leggere anche l'altra mia guida: *Sedurre le donne. I segreti del seduttore – Le tecniche del playboy*. Ecco la sinossi.

Sedurre le donne è un'arte: quante ragazze ti stai perdendo perché non conosci le tecniche giuste? In questo libro scoprirai come rimorchiare efficacemente le ragazze migliori, attraverso tecniche di seduzione ipnotica e magnetica!

Questa guida rappresenta un codice esaustivo

di strategie galanti, rivolto sia ai timidi e agli ingenui, sia ai maliziosi sperimentatori delle pratiche erotiche.

Per sedurre una donna non bisogna apparire romantici, amichevoli o "bravi ragazzi", ma occorrono tecniche, regole, artifici, esperienza.

Non tutte le donne sono uguali. Occorrono diverse tecniche di seduzione, a seconda della situazione concreta. In questo libro verrà dedicato ampio spazio alle tecniche di approccio nei contesti più disparati: luoghi pubblici, vacanze (sia in Italia che all'estero), università, cinema, discoteca, chat. Verranno svelati i misteri per ipnotizzare d'amore ogni genere di donna: l'ingenua, la timida, la donna con esperienza, la ragazzina, la donna matura o quella fidanzata.

Dopo la lettura di questa guida, scritta da Francesco Cibelli, uno dei maestri italiani più esperti nell'arte della seduzione, sarà alla portata di tutti conquistare qualunque donna, anche la più carina o altolocata.

Inoltre, alla fine del libro, l'autore riserverà al lettore una gradita sorpresa.

"Sono un ragazzo giovane e non so ancora bene come approcciarmi con le ragazze, ma questo ebook mi ha aiutato a rimorchiare più ragazze nei bar e nei locali. Consigliatissimo a chi cerca consigli di seduzione!"

Francesco Tesei

"Non ho mai avuto problemi ad avere ragazze, ma leggendo questa guida ho imparato come sedurre in modo magnetico e delizioso, effettivamente! Ora rimorchio ragazze anche alla fermata dell'autobus!"

Paolo Rieti

"Le mie amiche mi parlano sempre di amore liquido, e di come saper parlare con le ragazze nel modo giusto per rimorchiarle e sedurle. Bè, in questo libro si trova una guida molto attuale e interessante su come avere una seduzione magnetica e deliziosa! Complimenti all'autore"

Fabio Persico

"Con questo libro sedurre le donne sembra un gioco da ragazzi, ma sarà vero? Devo ancora provare molte delle tecniche, ma finora pare vada meglio nel rimorchiare ragazze. Quindi bravo all'autore"

Enzo Dellera